全国普通高等医学院校药学类专业"十三五"规划教材配套教材

生药学实验指导

（供药学类专业用）

主　　编　张东方　税丕先

副 主 编　高红莉　杨　俊　杨扶德

编　　委　（以姓氏笔画为序）

王剑波（第四军医大学）	王晓华（桂林医学院）
邓可众（江西中医药大学）	龙庆德（贵州医科大学）
刘　芳（长治医学院）	杨　俊（安徽中医药大学）
杨扶德（甘肃中医药大学）	李　坤（辽宁师范大学药物化学系）
张东方（中国医科大学）	陈立娜（南京医科大学）
周　群（华中科技大学同济药学院）	段静雨（徐州医学院）
高红莉（泰山医学院）	税丕先（四川医科大学）
靳　鑫（中国医科大学）	

主编助理　靳　鑫

U0206070

中国医药科技出版社

内 容 提 要

本教材为全国普通高等医学院校药学类专业"十三五"规划教材《生药学》的配套教材。其内容紧扣本学科的教学重点,由三章及附录组成。第一章为实验方法与技术,主要内容为生药的来源鉴定、性状鉴定、显微鉴定、理化鉴定等基本实验方法与技术;第二章为验证性实验,共有17个实验;第三章为综合性实验,共有2个实验。

本教材适用于全国普通高等医学院校药学类专业学生使用,以满足生药学实验教学要求。

图书在版编目(CIP)数据

生药学实验指导/张东方,税丕先主编. —北京:中国医药科技出版社,2016.1
全国普通高等医学院校药学类专业"十三五"规划教材
ISBN 978-7-5067-7930-2

Ⅰ. ①生…　Ⅱ. ①张… ②税…　Ⅲ. ①生药学-实验-医学院校-教学参考资料
Ⅳ. ①R93-33

中国版本图书馆 CIP 数据核字(2016)第 017233 号

美术编辑　陈君杞
版式设计　郭小平

出版　中国医药科技出版社
地址　北京市海淀区文慧园北路甲 22 号
邮编　100082
电话　发行:010-62227427　邮购:010-62236938
网址　www.cmstp.com
规格　787×1092mm ¹⁄₁₆
印张　7
字数　151 千字
版次　2016 年 1 月第 1 版
印次　2022 年 11 月第 4 次印刷
印刷　三河市百盛印装有限公司
经销　全国各地新华书店
书号　ISBN 978-7-5067-7930-2
定价　18.00 元

全国普通高等医学院校药学类专业"十三五"规划教材

出 版 说 明

全国普通高等医学院校药学类专业"十三五"规划教材，是在深入贯彻教育部有关教育教学改革和我国医药卫生体制改革新精神，进一步落实《国家中长期教育改革和发展规划纲要》（2010－2020年）的形势下，结合教育部的专业培养目标和全国医学院校培养应用型、创新型药学专门人才的教学实际，在教育部、国家卫生和计划生育委员会、国家食品药品监督管理总局的支持下，由中国医药科技出版社组织全国近100所高等医学院校约400位具有丰富教学经验和较高学术水平的专家教授悉心编撰而成。本套教材的编写，注重理论知识与实践应用相结合、药学与医学知识相结合，强化培养学生的实践能力和创新能力，满足行业发展的需要。

本套教材主要特点如下：

1. 强化理论与实践相结合，满足培养应用型人才需求

针对培养医药卫生行业应用型药学人才的需求，本套教材克服以往教材重理论轻实践、重化工轻医学的不足，在介绍理论知识的同时，注重引入与药品生产、质检、使用、流通等相关的"实例分析/案例解析"内容，以培养学生理论联系实际的应用能力和分析问题、解决问题的能力，并做到理论知识深入浅出、难度适宜。

2. 切合医学院校教学实际，突显教材内容的针对性和适应性

本套教材的编者分别来自全国近100所高等医学院校教学、科研、医疗一线实践经验丰富、学术水平较高的专家教授，在编写教材过程中，编者们始终坚持从全国各医学院校药学教学和人才培养需求以及药学专业就业岗位的实际要求出发，从而保证教材内容具有较强的针对性、适应性和权威性。

3. 紧跟学科发展、适应行业规范要求，具有先进性和行业特色

教材内容既紧跟学科发展，及时吸收新知识，又体现国家药品标准 [《中国药典》（2015年版）]、药品管理相关法律法规及行业规范和2015年版《国家执业药师资格考试》（《大纲》、《指南》）的要求，同时做到专业课程教材内容与就业岗位的知识和能力要求相对接，满足药学教育教学适应医药卫生事业发展要求。

4. 创新编写模式，提升学习能力

在遵循"三基、五性、三特定"教材建设规律的基础上，在必设"实例分析/案例解析"

模块的同时，还引入"学习导引""知识链接""知识拓展""练习题"（"思考题"）等编写模块，以增强教材内容的指导性、可读性和趣味性，培养学生学习的自觉性和主动性，提升学生学习能力。

5. 搭建在线学习平台，丰富教学资源、促进信息化教学

本套教材在编写出版纸质教材的同时，均免费为师生搭建与纸质教材相配套的"爱慕课"在线学习平台（含数字教材、教学课件、图片、视频、动画及练习题等），使教学资源更加丰富和多样化、立体化，更好地满足在线教学信息发布、师生答疑互动及学生在线测试等教学需求，提升教学管理水平，促进学生自主学习，为提高教育教学水平和质量提供支撑。

本套教材共计29门理论课程的主干教材和9门配套的实验指导教材，将于2016年1月由中国医药科技出版社出版发行。主要供全国普通高等医学院校药学类专业教学使用，也可供医药行业从业人员学习参考。

编写出版本套高质量的教材，得到了全国知名药学专家的精心指导，以及各有关院校领导和编者的大力支持，在此一并表示衷心感谢。希望本套教材的出版，将会受到广大师生的欢迎，对促进我国普通高等医学院校药学类专业教育教学改革和药学类专业人才培养作出积极贡献。希望广大师生在教学中积极使用本套教材，并提出宝贵意见，以便修订完善，共同打造精品教材。

中国医药科技出版社
2016 年 1 月

全国普通高等医学院校药学类专业"十三五"规划教材
书　　目

序号	教材名称	主编	ISBN
1	高等数学	艾国平　李宗学	978 – 7 – 5067 – 7894 – 7
2	物理学	章新友　白翠珍	978 – 7 – 5067 – 7902 – 9
3	物理化学	高　静　马丽英	978 – 7 – 5067 – 7903 – 6
4	无机化学	刘　君　张爱平	978 – 7 – 5067 – 7904 – 3
5	分析化学	高金波　吴　红	978 – 7 – 5067 – 7905 – 0
6	仪器分析	吕玉光	978 – 7 – 5067 – 7890 – 9
7	有机化学	赵正保　项光亚	978 – 7 – 5067 – 7906 – 7
8	人体解剖生理学	李富德　梅仁彪	978 – 7 – 5067 – 7895 – 4
9	微生物学与免疫学	张雄鹰	978 – 7 – 5067 – 7897 – 8
10	临床医学概论	高明奇　尹忠诚	978 – 7 – 5067 – 7898 – 5
11	生物化学	杨　红　郑晓珂	978 – 7 – 5067 – 7899 – 2
12	药理学	魏敏杰　周　红	978 – 7 – 5067 – 7900 – 5
13	临床药物治疗学	曹　霞　陈美娟	978 – 7 – 5067 – 7901 – 2
14	临床药理学	印晓星　张庆柱	978 – 7 – 5067 – 7889 – 3
15	药物毒理学	宋丽华	978 – 7 – 5067 – 7891 – 6
16	天然药物化学	阮汉利　张　宇	978 – 7 – 5067 – 7908 – 1
17	药物化学	孟繁浩　李柱来	978 – 7 – 5067 – 7907 – 4
18	药物分析	张振秋　马　宁	978 – 7 – 5067 – 7896 – 1
19	药用植物学	董诚明　王丽红	978 – 7 – 5067 – 7860 – 2
20	生药学	张东方　税丕先	978 – 7 – 5067 – 7861 – 9
21	药剂学	孟胜男　胡容峰	978 – 7 – 5067 – 7881 – 7
22	生物药剂学与药物动力学	张淑秋　王建新	978 – 7 – 5067 – 7882 – 4
23	药物制剂设备	王　沛	978 – 7 – 5067 – 7893 – 0
24	中医药学概要	周　晔　张金莲	978 – 7 – 5067 – 7883 – 1
25	药事管理学	田　侃　吕雄文	978 – 7 – 5067 – 7884 – 8
26	药物设计学	姜凤超	978 – 7 – 5067 – 7885 – 5
27	生物技术制药	冯美卿	978 – 7 – 5067 – 7886 – 2
28	波谱解析技术的应用	冯卫生	978 – 7 – 5067 – 7887 – 9
29	药学服务实务	许杜娟	978 – 7 – 5067 – 7888 – 6

注：29 门主干教材均配套有中国医药科技出版社"爱慕课"在线学习平台。

全国普通高等医学院校药学类专业"十三五"规划教材
配套教材书目

序号	教材名称	主编	ISBN
1	物理化学实验指导	高 静　马丽英	978 – 7 – 5067 – 8006 – 3
2	分析化学实验指导	高金波　吴 红	978 – 7 – 5067 – 7933 – 3
3	生物化学实验指导	杨 红	978 – 7 – 5067 – 7929 – 6
4	药理学实验指导	周 红　魏敏杰	978 – 7 – 5067 – 7931 – 9
5	药物化学实验指导	李柱来　孟繁浩	978 – 7 – 5067 – 7928 – 9
6	药物分析实验指导	张振秋　马 宁	978 – 7 – 5067 – 7927 – 2
7	仪器分析实验指导	余邦良	978 – 7 – 5067 – 7932 – 6
8	生药学实验指导	张东方　税丕先	978 – 7 – 5067 – 7930 – 2
9	药剂学实验指导	孟胜男　胡容峰	978 – 7 – 5067 – 7934 – 0

　　本教材为全国普通高等医学院校药学类专业"十三五"规划教材《生药学》的配套教材。其内容紧扣本学科的教学重点，以"定位清晰、特色鲜明和内容体系合理，更好地满足培养药学类专业应用型人才需要"为编写目标。注重理论知识与实践案例相结合，突出学生实践能力和创新能力的培养。

　　本教材由三章及附录组成。第一章为实验方法与技术，主要内容为生药的来源鉴定、性状鉴定、显微鉴定、理化鉴定等基本实验方法与技术；第二章为验证性实验，共有 17 个实验，注重理论知识与实践案例相结合，以培养学生在生药的性状、显微、理化鉴别等方面的实验技能；第三章为综合性实验，共有 2 个实验，突出对学生实践能力和创新能力的培养，增强学生对知识学习的系统性、主动性和创造性，提高其分析问题和解决问题的能力。附录主要包括显微镜的应用与维护、常用试剂的使用及配制等内容。

　　本教材内容丰富，可根据教学实际情况，优选实验内容。适用于药学相关专业本科学生及研究生使用。

　　由于编写时间仓促，不妥之处在所难免，敬请广大师生和读者提出宝贵意见。

编者

2015 年 11 月

目 录
CONTENTS

第一章　实验方法与技术

第一节　生药取样方法

药材和饮片取样法是指选取供检定用药材或饮片样品的方法。取样的代表性直接影响到鉴定结果的准确性。因此必须重视取样的各个环节。

（1）取样前，应注意品名、产地、规格等级及包件式样是否一致，检查包装的完整性、清洁程度以及有无水迹、霉变或其他物质污染等，并详细记录。凡有异常情况的包件，应单独检验。

（2）从同批生药包件中抽取检定用样品的原则：

生药总包件不足5件的，逐件取样；包件在5~99件的，随机取样5件；100~1000件的，按5%随机取样；超过1000件的，超过部分按1%随机取样；对于贵重生药，不论包件的多少均需逐件取样。

（3）对破碎的、粉末状的或大小在1cm以下的生药，可用采样器（探子）抽取样品；个体大的生药，根据实际情况或在包件不同部位抽取代表性的样品。每一包件至少在不同的部位抽取2~3份样品，包件大的应从10cm以下的深处从不同部位分别抽取。包件少的抽取总量应不少于实验用量的3倍；包件多的，每一件包件的取样量一般规定：一般生药100~500g；粉末状生药25~50g；贵重生药5~10g。

（4）将所取的样品混合拌匀，即为总样品。若抽取样品总量超过检定用量数倍时，可用四分法再取样，即将总样品摊成正方形，依对角线划"X"字，使分为四等份，取用对角两份；再同上的操作，反复数次至最后剩余的量足够完成必要的试验以及留样数为止，此为平均样品。

（5）最终抽取的供检定用样品的量一般不得少于检验所需用量的3倍，即1/3供实验室分析鉴定用，另1/3供复核用，其余的1/3则为留样保存，保存期至少一年。

（杨　俊）

第二节　生药鉴定通则

生药的检定包括性状、鉴别、检查、浸出物测定、含量测定等项目，检定时注意以下有关规定。

（1）取样应注意代表性，检验样品的取样应按药材、饮片取样法的通则进行。

（2）为了正确地检验样品，必要时可用符合《中国药典》规定的相应药材标本作对照。

（3）供检定的样品如已破碎或粉碎，除"性状""显微鉴别"项可不完全符合规定外，其他各项应符合规定。

（4）性状系指生药的形状、大小、颜色、表面特征、质地、断面（折断面或切断面）特征及气味等特征。性状的观察主要用感官如眼看、手摸、鼻闻、口尝来进行。

（5）鉴别是指鉴别生药真实性的方法，包括经验鉴别、显微鉴别、理化鉴别及聚合酶链式反应法等。

①经验鉴别：用简单易行的传统方法观察颜色变化、水试浮沉情况、火试爆鸣和色焰等特征。

②显微鉴别：用显微镜对生药切片、粉末、表面制片或解离组织以及含有生药粉末的成方制剂进行观察，根据细胞、组织或内含物的特征进行鉴别的方法。按照各生药鉴别项的规定制片；成方制剂根据不同剂型处理后制片。

③理化鉴别：运用物理的或化学的分析方法，对生药及其制剂中所含的某些化学成分进行鉴别。

呈色反应与沉淀反应　是利用生药中的某些化学成分能与某些试剂产生特殊的颜色反应或产生沉淀来进行鉴别。方法：取生药粉末，用适当的溶剂提取或处理后，提取液中加入适当的试液，观察颜色变化或沉淀反应。观察颜色变化也可直接在生药断面或粉末上滴加试液，观察颜色变化以了解某种化学成分存在的部位。

荧光法鉴别　将供试品置紫外光灯下约 10cm 处观察所产生的荧光，常用的紫外光波长为 365nm。供试品可以直接用生药的断面、饮片观察；也可直接用生药的粉末观察；或直接用生药的提取液观察；有些生药本身不产生荧光，但用酸、碱或其他化学方法处理后，某些成分在紫外光下产生荧光，也可用于鉴别。

微量升华法　取载玻片或金属片置石棉网上，载玻片或金属片上放一高约 0.8cm 的铁箍圈，圈内放适量的供试品粉末，圈上覆盖一载玻片，用酒精灯在石棉网下缓缓加热，待供试品粉末变焦，圈上覆盖的载玻片上有升华物凝集，去火待冷，将载玻片反转置显微镜下观察升华物的结晶形状及颜色，再在升华物上滴加试液观察反应。

光谱和色谱法　常用可见-紫外分光光度法、红外分光光度法、薄层色谱法、高效液相色谱法、气相色谱法。

④聚合酶链式反应：是通过比较生药的 DNA 差异鉴别生药的方法。

（6）检查是指对生药的纯净程度、有毒或有害物质进行限量检查，包括杂质检查，水分测定，灰分测定，毒性成分、重金属及有害元素、二氧化硫残留、农药残留、黄曲霉毒素的测定等。

（7）浸出物测定是指用水或其他适用的溶剂对生药中可溶性物质进行测定的方法。

（8）含量测定是指用化学的、物理的或生物的方法对生药中含有的有关成分进行测定的方法。包括挥发油测定、有效成分或主成分的含量测定、生物效价测定。

注：①进行测定时，需要粉碎的生药应按各方法规定的要求粉碎过筛，并混合均匀。②检查和测定的方法应按规定的方法及有关通则方法进行。

（杨　俊）

第三节　生药的来源鉴定

生药的来源鉴定是应用植（动）物的分类学知识和方法，对生药的来源进行鉴定，确定其正确的学名，保证生药的品种准确。由于生药中大部分为植物药，故本节以植物药为例进行讨论。

生药检品为较完整植物体的，应注意各器官的观察，尤其对花、果实、孢子囊、子实体等繁殖器官仔细观察，可以借助放大镜或解剖镜观察细微的特征。但实际工作中生药检品通常是药用部分，是植物体的某一器官或其中一段，除少数特征突出可以鉴定外，一般需要究其原植物，根据来源地点、疗效等信息，深入产地调查，采集标本，进行观察、描述、鉴定。采集标本及观察、描述、鉴定需注意以下几点。

1. 采集标本

（1）注意植物的产地及生长环境　原植物产于某省、某市或某县，尤其是小区域，应详细记录，植物的生长环境如高山、平地、河泽、溪谷、丘陵、荫蔽处，阳生或阴生，海拔高度等也应详尽记录。

（2）采集标本的完整性　种子植物分类学的鉴定依据主要是各器官的形态，尤其是繁殖器官形态，因此，采集草本植物时，应为带有花或果实的全株或地上部分，地下部分如根茎、块茎、鳞茎或根系也应挖取，特别是要采集药用部位；采集木本植物要注意选择一段能代表其叶与花果特征的正常枝条；蕨类植物的根茎及其上的毛或鳞片、孢子囊群等必须采集；采集寄生植物时寄主植物有代表性的枝条必须附于寄生植物标本上。

2. 观察、描述植物　观察描述原植物应包含以下方面。

（1）习性　生存期，性状，高度；全株的毛茸、气味、乳汁等。

（2）根　根系类型，有无不定根，有无变态根及类型。

（3）茎　茎的生长习性，外表特征（色泽、毛茸、刺、皮孔），茎的断面特征，地下茎的类型。

（4）叶　叶序、叶的类型，叶形、大小、分裂、叶缘、叶端、叶基、叶脉的特征，叶的质地、表面状况、色泽等。

（5）花　花的大小与类型，花序类型，花柄、花托、苞片、花萼、花冠、雄蕊、雌蕊各部分的形态特征。

（6）果实　果实类型、大小、色泽等特征。

（7）种子　数目、大小、色泽、表面特征等。

3. 鉴定　根据观察的植物形态特征及来源地、效用、别名等信息。首先，查阅《中国植物志》《中国高等植物》《中国高等植物图鉴》等植物分类专著和有关区域性植物志、药物志。其次，查阅中药品种及鉴定方面的著作如《中药志》《中药大辞典》《常用中药材品种整理和质量研究》《中药材品种论述》等以及有关刊物，必要时还需要进一步核对原始文献，鉴定其来源。为避免所查书刊记述不完善或需要进一步确证，可与标本室收藏的已定名的植物标本核对，确保鉴定结果准确。

（杨　俊）

第四节 生药的性状鉴定

生药的性状鉴定是运用人体的感官眼看、鼻闻、口尝、手摸及水试、火试等直观方法，对生药性状包括形态、大小、色泽、表面、质地、断面、气味等特征进行鉴别，又称传统经验鉴别，具有简单、迅速、易行的特点。

性状鉴定和来源鉴定相似，除仔细观察生药样品外，有时需核对标本和文献。性状鉴定的内容包括以下几个方面。

1. 形状 是指干燥生药的外部形态。生药的形状与药用部位有关，每一种药材的形状一般比较固定。观察生药的形状一般不作处理，如为皱缩的叶类、花类或全草类，须先用温水湿润使其软化后，展平再观察。观察某些果实和种子时，如有必要可用水浸软后取下果皮或种皮，观察内部特征。

2. 大小 是指生药的长度、粗细和厚薄。要观察较多的样品，注意普遍性，生药的大小一般有一定的幅度，可允许有少量生药高于或低于规定的大小数值。有些细小的果实和种子类生药，须在放大镜下测量。供试品如为细小的果实或种子，可将每10粒果实或种子紧密排成一行，测量后取其平均值，测量时应用毫米刻度尺。

3. 颜色 观察生药的颜色一般在白昼光下，各种药材的颜色不同，同一种生药的颜色变化也是衡量质量优劣的重要因素。生药中颜色描述用语多为复合色，以两种色调复合描述颜色的，以后一种色调为主，如黄绿色，以绿色为主，带有黄色。

4. 表面特征 是指生药表面的光滑与粗糙，有无皱纹、槽、沟等，是否有皮孔、芽、鳞叶、毛茸及其他附属物。如党参药材表面支根断落处常有黑褐色胶状物，防风根头部有密集的横环纹，这些特征是鉴别该生药的重要依据。

5. 质地 指折断生药和饮片时的感官感受，包括生药的软硬、坚韧、疏松或致密、黏性或粉性。用于形容药材质地的术语较多，如"松泡"：形容质轻而松、断面裂隙多，如南沙参；"粉性"：生药富含淀粉，折断时有粉尘，如山药、天花粉；"油润"：生药含油而润泽，质地柔软，如当归；"角质"：质地坚硬，断面半透明状或有光泽，如天麻、郁金等。

6. 折断面 指生药折断时的现象及断面的特征。折断时易折断或不易折断、有无粉尘散落，断面的特征如平坦、纤维性、颗粒性、裂片状、有无胶丝等。如折断面不易观察到纹理，可削平后观察。

7. 气 指生药的嗅感，香气、臭气、腥气等，这是生药中含有挥发性成分所致，可以作为鉴别该生药的依据之一。嗅觉可以直接嗅闻，对于气味不明显者，可在折断、破碎、揉搓或热水浸泡后嗅闻。

8. 味 指口尝生药的味感，酸、甜、苦、辣、咸、麻等。味感可取少量生药直接口尝，或加热水浸泡后口尝浸出液，对于有毒性的生药，口尝时须特别小心。

（杨　俊）

第五节 生药的显微鉴定

生药的显微鉴定是利用显微镜（包括生物显微镜、偏光显微镜、扫描显微镜等）对生药及成方制剂中生药的组织、细胞或内含物等特征进行鉴别的一种方法。是生药鉴别的重要手段之一。通常适用于性状鉴定不易识别的生药，性状相似不易区别的多来源生药、破碎生药、粉末生药以及用粉末生药制成的中成药的鉴定。

一、显微鉴定常用制片

进行显微鉴定，首先要根据观察的对象和目的，选择具有代表性的生药，制作不同的显微制片。

（一）粉末的制备及粉末制片

1. 粉末的制备　选择具有代表性的样品适量（10~20g），用粉碎器（铁碾、小钢磨等）粉碎，使之全部样品通过四至五号筛，中成药则应通过六号筛，装于瓶中备用。如有较多的组织（如纤维等）不能过筛，而作残渣抛去，则会影响该药材的特征和检出，造成结果判断的困难。

2. 粉末制片

（1）临时制片

一般制片　即以甘油醋酸试液、水或稀甘油作为湿润剂，与粉末混合后装片。于载玻片上滴加湿润剂 1~2 滴，用解剖针挑取粉末少许与湿润剂混合均匀。然后将盖玻片一侧的边沿轻轻压在粉末旁载玻片上，慢慢放下，尽量避免气泡的产生。若湿润剂未充满盖玻片，可在一侧滴加少量湿润剂，使之充满盖玻片；若湿润剂过多而溢于盖玻片外，则用滤纸屑从侧面将过多的湿润剂吸去，保持制片清洁，再置显微镜下观察。

特殊处理制片　①若粉末中含有大量淀粉、叶绿体、油脂及色素时，用一般制片方法不易清晰地观察细胞组织，则可用清洁剂处理制片。最常用的清洁剂为水合氯醛溶液，除能溶解上述物质外，还能使萎缩细胞壁膨胀。方法：取水合氯醛溶液 1~2 滴于载玻片中央，再挑取粉末少许，混合后在火焰上来回加热，并以解剖针搅拌，补充 2~3 次水合氯醛溶液（切勿使溶液蒸干），然后将处理的粉末集中一处，以稀甘油 1~2 滴混合后盖上盖玻片，用滤纸屑清洁盖玻片周围多余药液，再置镜下观察。②若粉末色泽太暗，不易清楚观察，亦可将粉末先用漂白剂处理。常用漂白剂为过氧化氢、漂白粉或碳酸钙溶液（合金氏溶液）浸渍以后，以沸水及冷水洗涤（离心分离）后，再挑取少许，按一般制片法装片观察。③粉末油脂太多，可先放在两层滤纸中压去部分油脂后再以水合氯醛处理，或直接以脂溶媒——三氯甲烷浸渍，提出油脂后再进行制片观察。④若粉末纤维过多，细胞彼此不易分离，则用5%氢氧化钾液浸渍若干小时或水浴上加热浸渍，使组织崩解后再进行制片观察。

（2）永久制片

①将粉末浸入 10% 威尼斯松节油醇液中，置于干燥器材内，待威尼斯松节油呈稠厚状态时，加可取混悬液滴在载玻片上，加盖玻片封藏，并于盖玻片四周封加拿大树胶即成。②将粉末置于 30% 甘油醇液中，放干燥器中，待粉末被透化，甘油变稠，用解剖针挑取粉末置于载玻片上，加 1 滴甘油明胶封片，盖玻片四周以加拿大树胶涂封。③将粉末放在载玻片上，先用无水乙醇充分湿润，沥去无水乙醇，加二甲苯 1 滴，使其充分混匀，沥去二甲苯，如粉末已透明，则加加拿大树胶的二甲苯溶液 1 滴，然后按前法加盖玻片。树胶的量应适当，制好的标本应在温暖无尘处放置，待其中的二甲苯挥发，树胶硬固后，方可使用。

（二）徒手切片

为最基本也是最常用的切片方法，不但操作简单迅速，而且制成的切片还可以保持其细胞和内含物的固有形态，便于进行各种显微化学反应。生药鉴定工作者必须熟练掌握此操作技巧。

1. 材料的制备 生药上如附有泥沙杂质，应先刷除干净，以免切片时损坏刀口。粗大或长形的材料应先切成适当大小的块或短段，一般以宽不超过 1cm，长不超过 3cm 为宜，较坚硬的材料则须先使其软化才能切片。简便的软化方法是在玻璃干燥器中不放干燥剂而放入含 0.5% 苯酚的水，把材料放在小玻器中，然后放在干燥器的隔板上，盖紧。一般材料经过 12~24 小时后可吸湿软化，供切片用，如仍然过硬，则可放入水中浸软或煮软，特别坚硬的材料可入压力锅煮软（120℃）。过于柔软的材料不便夹持切片，可将其浸入 70%~75% 乙醇中，约 20 分钟后即可变得较硬。

注意：需要观察切片中糊粉粒、黏液、菊糖等物质的材料，在软化、切片、装片等过程中均不可与水直接接触，以免溶解；需要观察挥发油、树脂等的材料，则不可与高浓度乙醇或其他有机溶剂接触。

柔软而薄的材料，如叶片、花瓣等以及细长的茎或根等，不便直接手持切片的，可用接骨木、通草或向日葵、玉蜀黍等的茎髓剖成两半夹着切。

细小的种子或果实，既不能手持也不能用木髓夹着切的，可用软木塞或白橡皮一块，在一端切一窄缝，将材料嵌入其中切片；如仍不行，则可用甘油树胶将材料粘接在软木塞一端，或取一小方块石蜡，用烧红的解剖针在石蜡块的一端烫开一小孔，立即将材料放入孔中，冷后凝固即可供切片用。

2. 徒手切片刀 徒手切片刀最好是刀刃一面平，一面凹的特种有柄剃刀，或用比较坚固的保安剃胡刀片。

3. 切片方法 用左手拇指、食指夹持材料，并用中指托着，使材料略高出食、拇二指，肘关节靠在桌沿，以避免手臂及手腕的摇动，并使材料的切面保持水平。右手执刀片，刀口向内并使刀刃与材料的切面平行，移动右臂使刀锋自左前方向右后方切削，即可得薄片。在切片时，材料的切面和刀刃上必须经常加水（较坚实的材料）或 50% 乙醇（较柔软或含黏液的材料）保持湿润，以防止材料的干燥收缩和避免切出的薄片黏在刀上，不易取下，切出的薄片用笔轻轻从刀上拂下，放在盛有蒸馏水或 50% 乙醇的培养皿中，剔除木髓等夹持材料及过厚的切片，即得。

4. 装片 徒手切片一般多不染色，直接封藏在适宜的试剂中，如水合氯醛液、稀甘油或显微化学试剂等。取材方法是毛笔选取上述已切好的完整、清晰的薄片，放在清洁的载玻片上，加上所需试剂，盖上盖玻片，即可观察。如果制成半永久性标本片，可用稀甘油洗去水合氯醛液，然后封藏在熔化了的甘油明胶中。

（三）石蜡切片

石蜡切片法是用石蜡作为包埋剂的一种显微制片方法，是显微技术中最重要、最常用的方法之一。它的优点是能够切出薄而均匀的连续切片，便于进行器官的立体重构。此法多用手摇切片机切片，对于较硬的材料，也可以使用滑走切片机。

石蜡切片法的操作程序包括：取材、固定、脱水、透明、浸蜡、包埋、修块、切片、粘片、染色和封片。

1. 材料 材料的大小不超过 $0.5~1cm^3$。

2. 固定 将选取的材料放入固定液中，固定液的体积大约是材料的 20 倍，固定是用化学试剂迅速杀死细胞的过程。目的是尽可能使细胞中的各个组分保持生活状态的结构，并固定在它们原来的位置上。常用的固定剂有 FAA、卡诺和纳瓦兴固定液。前两种固定液的固定时间是 2~24 小时，后者是 12~48 小时。FAA 既是良好的固定剂，也是保存剂，材料可以在其中长久保存。而卡诺固定液和纳瓦兴固定液则不能长久保留材料，固定后，应尽快清洗，转入 70% 乙醇中保存，若材料含有空气，固定需要抽气。

3. 脱水 固定好的材料经各级乙醇脱水至无水乙醇。各级乙醇的浓度为：30%、50%、70%、85%、95% 和 100%。

4. 透明 纯乙醇中的植物材料用 1/2 纯乙醇和 1/2 二甲苯混合液处理 2~3 小时，转入纯二甲苯中，处理 2 次。由于石蜡溶于二甲苯而不溶于乙醇，因此透明的作用除了使材料变得透明外，另一方面是将材料中的乙醇除去。

5. 浸蜡 使石蜡慢慢溶于透明剂中，然后完全取代透明剂进入植物组织中。一般将透明好的材料换入新的二甲苯中，然后加入等体积的碎蜡。置于 40℃ 左右的温箱中，随着碎蜡的溶解，不断加入碎蜡直到使石蜡饱和为止，时间为 1~2 天。

6. 包埋 浸蜡后，在 60℃ 的温箱中，换 2 次已溶解的纯蜡。然后将材料和石蜡一起倒入小纸盒中，用加热的镊子迅速把材料按需要的切面和一定的间隔排列整齐，再将小纸盒平放于冷水中，使其很快凝固。

7. 修块 包埋好的材料，被切割成小块，每个小块包含一个材料。然后按需要的切面将蜡块切成梯形，切面在梯形的上部，注意上部矩形的对边平行。梯形的底部用烧热的蜡铲将其固定在木块上。

8. 切片 用手摇切片机切片时，把切片刀夹在刀架上，再把木块夹在固定装置上，调整固着位置，使材料的切面刀口平行。然后调整厚度，转动切片机切片，将蜡块切成连续的蜡带。

9. 粘片 粘片是将切好的蜡片粘在载玻片上。在洁净的载玻片上，加少许粘贴剂并涂匀。然后加几滴 3% 福尔马林或蒸馏水，用解剖针或镊子轻轻将蜡片放在液面上。再将带有蜡片的载玻片放在展片台上，展片台的温度在 45℃ 左右，蜡片受热后慢慢伸直。用滤纸吸去多余液体，表面烤干后，转入 30℃ 温箱一昼夜。

10. 染色和封片 切片干燥后，可以选用不同的染色法染色。染色前先要进行脱脂，使材料内外的石蜡溶解。然后根据配置染液情况，决定是否需要复水。下面以植物生物学中最常见的番红-固绿染色方法，说明染色与制片过程。

脱蜡复水 二甲苯Ⅰ→二甲苯Ⅱ→1/2 二甲苯+1/2 乙醇→无水乙醇Ⅰ→无水乙醇Ⅱ→95% 乙醇→85% 乙醇

番红染色 脱水→70% 乙醇→50% 乙醇→30% 乙醇→蒸馏水→0.5%~1% 番红溶液染色→蒸馏水→30% 乙醇

固绿复染 继续脱水→50% 乙醇→70% 乙醇→85% 乙醇→0.1% 固绿配在 95% 乙醇中→95% 乙醇→无水乙醇Ⅰ→透明

封片 无水乙醇Ⅱ→1/2 二甲苯+1/2 乙醇甲苯→二甲苯Ⅰ→二甲苯Ⅱ→加拿大树胶封片

（四）表面制片

表面制片主要是观察表皮细胞的形状、着毛情况、气孔的类型和数目以及角质层的特征等，一般多用于叶的上下表皮及草质茎的表皮。

1. 鲜植物标本 用解剖剪刀剪下所需的制片部位，如叶片，应从叶基或柄部剪下，过大的叶片应在规定的观察范围剪下一个方块（5cm×5cm 或 4cm×4cm），用清水冲洗一次，再泡在 30% 乙醇溶液中，以防腐。

2. 干药材样品 如荆芥叶、枇杷叶、益母草茎、陈皮等，在剥离前应经过软化的过程，先用冷水浸，再用温水浸，较硬的材料（如枳壳类）还应泡在 50% 甘油酒精中，经 3~5 日，方能剥离制片。

剥离制片的方法：将已准备好的材料取出，放置于干净的分割木板或玻板上，认清上、下表皮，再用刀片轻轻地在表面上划一刀，不能划断叶片，再用小镊子撕取表皮。有时，表皮不易与叶肉组织分离开来，应借助刀片，一边撕剥，一边切割（平切），取下一块（0.5cm×0.5cm）即可，速置于干净的载玻片上，滴加一滴稀甘油，封片，即可观察。如需透化，可滴加水合氯醛液，微微加热，再滴加稀甘油封片，观察。

（五）解离组织制片

解离组织法在显微鉴定中，对于观察木质化、木栓化及角质化的组织是必不可少的，特别常用在细胞、纤维、导管、管胞的单个细胞形状的观察以及角质化表皮的制片观察。

解离是用化学试剂使组织中各细胞之间的胞间层溶解，达到细胞分离。对于不同性质的生药所采用的方法不同。如果生药的薄壁组织占极大部分，木化组织很少或分散存在，可用氢氧化钾法；如薄壁组织较少，木化组织较多或集合成较大的群束，须用硝铬酸法或氯酸钾法。在进行组织解离前，应将生药切成不粗于火柴梗的条状或片状。

1. 氢氧化钾法 将少量材料置于试管中，加 5% 氢氧化钾溶液适量（2~5ml），在沸腾的水浴中加热，至用玻璃棒挤压材料能离散为止（一般需要 30 分钟），倾去碱液，用清水洗涤 3~5 次，取少许在载玻片上，用解剖针撕开，用稀甘油封片观察。

2. 硝铬酸法 将材料放入小试管中，加入 20% 硝酸与 20% 铬酸的等量混合液适量，以淹没材料为止，放置 20 分钟，用玻璃棒挤压材料能离散为止。倾去酸液，用清水洗涤 3~5 次，取少许在载玻片上，用解剖针撕开，用稀甘油封片观察（经此法解离的木化细胞壁不再显木化反应）。

3. 氯酸钾法 将材料置于试管中，加 50%（V/V）硝酸以淹没材料为度，投入相当于材料体积量的氯酸钾粉末，并在小火上或沸水浴中加热，待产生的气泡平息后，立即再投入少量氯酸钾，以保持气泡稳定发生，至用玻璃棒挤压材料能离散为止，余同上法。

二、显微化学观察

取切片或粉末少量，置载玻片上，照下列方法加规定的试液 1~2 滴，加盖玻片，置显微镜下观察。

（一）细胞壁性质的检定

1. 木质化细胞壁 加间苯三酚试液 1~2 滴，稍放置或微热后，加盐酸 1 滴，因木化程度不同，显红色或紫红色。

2. 木栓化或角质化细胞壁 加苏丹Ⅲ试液或紫草试液，放置后或微热后，显橘红色、红色或紫红色。

3. 纤维素细胞壁 加氯化锌碘试液，或先加碘试液湿润后，稍放置，用滤纸条吸去多余的碘液，再加66%（ml/ml）硫酸溶液，显蓝色或紫色。

（二）细胞内含物性质的检定

1. 淀粉粒 加碘试液显蓝色或紫色。

2. 菊糖　加 10% α-萘酚的乙醇溶液，再加硫酸，显紫红色并很快溶解。

3. 脂肪油、挥发油或树脂

（1）加苏丹Ⅲ或紫草试液，显橘红色、红色或紫红色。

（2）加 90% 乙醇，脂肪油不溶解（蓖麻油及豆油例外），挥发油则溶解。

4. 糊粉粒　加碘试液，显棕色或黄棕色；加三硝基苯酚试液，显黄色；加硝酸汞溶液，显砖红色。

5. 黏液

（1）加墨汁，黏液呈无色透明块状，而其他细胞及细胞内含物均显黑色。

（2）加钉红试液，显红色。

6. 草酸钙结晶　加稀醋酸不溶解；加稀盐酸即溶解而无气泡发生；加硫酸（10%～20%）溶液，片刻后析出硫酸钙针状结晶。

7. 碳酸钙（钟乳体）　加稀盐酸即溶解，同时有气泡发生。

8. 硅质　加硫酸不溶解。

（税丕先）

第六节　显微描绘、绘图及测微技术

　　生药学实验描绘、绘图、测微技术的目的，是使学生仔细观察实物标本，并将观察到的特征及大小比例通过图保存下来，供学习和日后参考使用；教师也可根据学生的绘图来考查学生对实物标本特征的观察是否仔细和正确无误。

　　图可以集中地、突出地表现实物的主要特征，它比单纯的文字描述形象得多，易记得多，不少特征用图比摄影效果好。因此，它是生药学工作者的一项必须掌握的基本功之一。

一、显微描绘

　　为了使描绘的图正确、真实，只凭肉眼描绘不能完成上述目的，必须使用显微描绘器绘制。

　　描绘装置可分为两大类：一大类是放映装置，这是利用直角棱镜或平面反射镜把镜像投射到绘图纸上的装置；另一类是描绘器，它利用两组光学系统配合，将显微镜中的物像和图面的像迭合，同时送到观察者眼中，以利准确描绘。

　　常用的国产描绘棱镜，包括底座和装有棱镜和滤色镜的上座（套筒）两部分。使用时，先取下接目镜，在镜筒上端套上底座，拧紧固定螺丝，再放入需用倍数的目镜，再套上上座，上座亦可上下移动，待看到视野大小合适后，将棱镜转向显微镜后侧方向，再拧紧固定螺丝。当在载物台上放好玻片标本片，并在视野中找到观察部位后，将镜臂向后倾斜成 45° 角。此时把绘图纸放在显微镜后侧桌面上，在接目镜的视野中就可以看到物像，同时又可以看到绘图纸上的铅笔。这样，就可以用铅笔沿着物像的结构进行描绘。使用这种描绘器时，应注意显微镜的倾斜角度必须保持 45°，否则会绘成歪斜不正的图样；另外还须保持显微镜内外的亮度基本一致，否则会出现看到物像，看不到铅笔或者只看见铅笔而看不见物像，必须调节光线，绘图器上的滤光片就是起到这样调节光线强弱作用的。

　　草图绘好以后，卸下绘图器，再仔细观察实物特征，将草图进一步详绘和深描，完成底图后，再用半透明的硫酸纸，以绘图小钢笔蘸墨汁复制下来，才算完备。

二、绘图技术

（一）生药图的绘制法

1. 准备工作　除准备绘图的笔、纸等工具外，还必须对所要绘图的生药特征有所了解，应当画出最本质的、最典型的特征，抛掉次要的和偶然的东西。

2. 标本的选择和处理　应从大量的生药标本中，选择具有典型特征，大小适中的标本来画，不要选择形状特异，缺乏典型基本特征的标本，在画生药图的时候，一般的生药标本不必经过处理，但有些皱缩的叶子应放在软化器中（盛有三氯甲烷水的干燥器）软化，然后放在滤纸上展开压平，以便画出其全形状；皮类、茎木类生药，一端可用刀削平；果实、种子类生药，有的为了表示出内部种子着生及排列情况，需将果实纵切或横切。

3. 图的大小和数量　图的大小是根据标本的特点和图面的要求来考虑，同时也应该使图和实物的大小比例成为一个简单的整数或分数，例如：原大、放大 5 倍、缩小 1/2 倍等。总之，图的大小必须能清楚地表示标本各部分的特点。

一种生药需绘制图的数量取决于标本的特点和大小，如较大的根类、果实类、卷筒的皮类等，一般只绘制一个图；片块状的皮类，两面被毛不同的叶类，异形叶等，应绘制正反两面和相异的图；很小的种子类生药，应多绘一些种子，也可以将其中一粒种子倍数放大而画出表面特征。

4. 生药放置的位置和投影　在画图前必须选好标本放置的位置，一方面有利于采光投影，反映出标本的主要特征和立体感，另一方面要避免画颠倒，如横生根茎放成水平方向，有芽和地上茎的一端应向上；叶柄的一端应向下，对茎、节、枝痕、果实及种子等的非采光的阴影处，应画出投射的线条。

5. 图的注解　图画好后应当附上尽可能详细的注解，根据指示线标注各部分名称和特征的名称，这些指示线要避免和图中的线条平行，也要避免深入图中 1/2 以上，指示线和指示线之间应当有适当的距离，在图的下方应注明图的编号、名称和放大（缩小）倍数。

（二）显微图绘制法

生药的显微特征可分为两大类：一类是组织简图，一类是组织详图、解离组织图和粉末图。

1. 简图　是用来表示低倍镜下所见各种组织和某些特征，组织的排列和分布情况。在这种图中，用线条表示各种组织的界限，用符号来表示某些特征细胞的分布，一般不画出细胞的形状。通过简图的观察，能对组织构造情况有清晰而简明的概念，但对每个细胞的情况就不能了解到。

2. 详图　是用来表示在高倍镜下所见组织中各种细胞的形状及其排列情况的。常分横切面图、纵切面图和表面观图三种。绘制比较典型有代表性的一部分，细胞的形状、细胞壁的厚度和纹孔及层纹等，都要尽可能画得准确。如每个细胞都含数目很多而形状又相似的内含物（如淀粉、糊粉粒）则只需在一部分细胞中画出作为代表，其余细胞可以不画。

在画解离组织或粉末特征时，应将显微镜下观察到的主要特征，按类别画出来，如各种形状的纤维、石细胞、导管、油细胞、草酸钙结晶、淀粉粒、保护毛等，同一类的画在一起。

3. 绘图方法　有徒手绘图法和利用显微描绘器的绘图法等。将绘图纸放在显微镜的右侧，左眼观察物像，右眼看绘图。将所见物像画在绘图纸上，把每个细胞按比例和形状画出来，同时还要注意各种组织之间的比例。一般用两种线条画图。一般的薄壁细胞用单线条，绘出细胞的形状及组织特征；一般的厚壁细胞用双线条，绘出细胞的形状及组织特征。在一般的组织详图中多是单线条和双线条混合使用，表示各种细胞壁的厚薄程度和形状。

4. 图的注解 组织图的注解方法同生药外形图。粉末的注解，是在靠近各类细胞图的附近标上序号，图下正中注明图的名称及放大的倍数，再下面按图中的编号顺序注明每类特征的名称。

三、显微测微尺

在进行显微鉴定工作中，常常需要测量显微镜下物体的长度、直径等，这种测量通常是用测微尺进行。测微尺分为载台测微尺和目镜测微尺。

（一）载台测微尺

外形和载玻片相似，中央部分印有一条微细的标尺。标尺全长 1mm，分成 10 大格，每一大格分成 10 小格，因此每一格的长度是 0.01mm 即 10μm。标尺的外围有一黑色的小圆环，以便在显微镜下寻找标尺的位置。标尺上面往往盖有一个圆形的盖玻片进行保护。

载台测微尺是显微长度测量的标准，不受目镜和物镜倍率的影响，但它并不直接用来测量物体的长度，而是用来校正目镜测微尺的。

（二）目镜测微尺及其校正

目镜测微尺是放在目境内的标尺，是一个圆形的小玻片，形状和圆形盖玻片相似而较厚，一面印有标尺，标尺长度通常是 1cm 分为 100 小格（或 200 小格），但也有全长 5mm，分为 50 小格的。目镜测微尺是用来直接测量物体长度的标尺，但是它的刻度所代表的长度是依显微镜的放大倍数而改变的，因此在使用前必须用载台测微尺来校正，以确定在使用此显微镜及特定的物镜、目镜和镜筒长度时，目镜测微尺每一小格代表的实际长度。

测出自己所用显微镜常用的高、低倍镜的目镜测微尺每小格所代表的长度，并列表记录在一张卡上，放入镜箱内备用。

校正的方法是拧开目镜的上透镜，把目镜测微尺轻轻放在目镜中部的环形光圈上（注意：使有刻度的一面朝下），插入上透镜。再将载台测微尺放于载物台上，用低倍物镜找到载台测微尺的刻度，并适当调节焦距，至能同时看清目镜测微尺和载台测微尺的刻度，转动目镜使两种标尺互相平行，再移动载台测微尺使位于目镜测微尺的稍下方，并使两种的一端刻度互相对齐并重叠，再寻找两尺上两个较远的完全重合的线条（进行比较的距离越长越准确）。记下重合两线间各尺具有的刻度数目，然后计算目镜测微尺每一小格的数值为多少。例如：

假设用 10×目镜和 10×物镜，测得载台测微尺 100 小格（即 1000μm）＝目镜测微尺 74 小格的长度，则目镜测微尺 1 小格所代表的长度（校正值）＝ 1000μm/74 ＝ 13.5μm。

如改用 40×物镜和 10×目镜，此时由于放大倍数增加，视野缩小，只能看到载台测微尺的一部分，测得目镜测微尺 98 小格＝载台测微尺 33 小格（即 330μm），则目镜测微尺一小格所代表的长度（校正值）＝ 330μm/98 ＝ 3.36μm

如果这台显微镜有 3 个目镜和 2 个物镜，最好每个目镜和物镜都进行具体的校正和计算，这样就得到 6 组数字，把它们记录在一张卡片上，以便随时使用。

（税丕先）

第七节　中成药的显微鉴定

（一）中成药显微鉴定的重要性

中成药（Chinese patent medicine）显微鉴定是利用显微镜对中药成方制剂中含生药粉末的组织碎片、细胞或内容物等特征进行鉴别的一种方法。中药丸、散、锭、丹等成方制剂，大多直接用各种生药粉末配制而成，一种中成药常包含有几种、十几种或几十种生药粉末，凭肉眼难以辨别。实际上，粉末类生药可根据其细胞组织、后含物或其他特征，用显微镜加以识别，具有简便、快速、经济、易于普及的特点，且使用的设备简单，是控制中成药质量的一种重要方法。在制订国家药品标准和成品检验过程中，显微鉴定是鉴定中成药和制订品质标准的科学方法之一。目前，用显微方法鉴定中成药，已从定性观察向定量的方向发展，随着中成药显微鉴别质量标准的日趋完善，必将对科学有效地检测和控制中成药的质量，确保临床用药的准确、安全、有效，发挥更加重要的作用。

（二）中成药显微鉴定的要点

由于中成药多为复方，药味数多，不仅原辅料之间会有影响，并且经过炮制和加工，药材发生变化，导致显微特征改变甚至消失。因此，中药制剂在显微鉴别时往往不能直接运用中药粉末的显微特征，而是要在某一制剂的特定条件下，对处方中各药味逐一分析比较，排除某些类似的细胞组织或后含物等干扰和影响，考虑选用能互相区别、互不干扰、能表明该药味存在的显微特征作为鉴别依据。在具体的显微鉴定操作中，应从以下三个方面加以把握：

1. 了解剂型制法，熟悉组方药材　了解剂型和制法，熟悉处方中组成药物的显微特征是中成药鉴定的基础。在对中成药鉴定前，首先要尽可能地了解该药的剂型和制法，分析可能检出的药物种类。例如牛黄解毒丸中的八味药都是原生药粉入药，均可检出。但在牛黄解毒片中，黄芩、桔梗、甘草三味药为煎汁投料，这些中药便看不到各自的显微特征，不能检出。在中成药制备成一定剂型过程中，常常需要加入各种辅料，进行显微鉴定前就必须熟悉所加辅料的特征，排除干扰。如中成药中常采用蜂蜜，蜂蜜中常含有花粉粒，因此应排除该花粉粒对鉴别的影响，而赋形剂中常用的各种淀粉如玉蜀黍、木薯、小麦、米及马铃薯等，应掌握检品中所用淀粉的形态特征，避免与中药本身所含淀粉相混淆。因此，应根据剂型特点、处方组成和显微观察结果，选择足以说明某种药的专属性特征，作为鉴定依据。对于组成药物的显微特征，可分出熟悉的、基本熟悉的和不熟悉的三类，只有熟悉之后，方可灵活应用。对于不熟悉的特征，必须先对照药材粉末进行研究，将粉末的主要特征制作标准彩色图版，以供对照观察之用。

2. 排除交叉干扰，明确专属特征　排除交叉干扰，确定专属性特征是中成药鉴定的关键。由于中成药各方药组成的药味及数量不同，在鉴定时其粉末显微特征会出现类似或相同的情形，即同一个粉末特征可同时反映出几种中药材的存在，所以在进行显微鉴定时，必须排除药材粉末特征间的交叉干扰，选取各药在该中成药中具有专属性的显微特征作为鉴别的依据。一般地说，每味组成中药选取一个能代表该药的专属特征即可，如果该特征与其他组成药的类似组织、细胞、内含物或赋形剂有交叉，则应选取其他特征。如果改换其他特征亦较难时，可考虑增加一、二个辅助性特征；但要本着少而精的原则，避免繁乱。

3. 熟练正规操作，确保结果准确　显微鉴定与一般的仪器分析方法相比，受主观因素影响较大，对操作者来说，不仅要有扎实的中药学理论基础，还要有娴熟的显微观察技能和摄影技术。

为避免粉末特征遗漏，每个样品至少应制 5 枚片，先重点观察后，用巡回移动标本片的方法进行扫描镜检（有的显微镜可通过自动移动装置控制），一般可在 100~400 倍下照相记录，含细胞后含物较多者，制片静置一周后应复查制片的稳定性。鉴定时，为方便观察，还应考虑多种手段的应用。如某些特殊的组成药材，粉末显微特征不易确定，可用微量升华的方法来解决，如冰片等。

（三）中成药显微鉴定方法

1. 检品的取样方法　在鉴定之前，首先要选取供鉴定用的中成药样品，取样的代表性直接影响到检定结果，取样方法操作要点如下。

（1）取样前应注意品名、产地、规格及包装的完整性。

（2）从各批号的箱、包、瓶中随机取样，记录好厂家、批号，从各包装盒中任意取 1 份样品，每批号不得少于 3 次。

（3）将所取样品混合均匀，可用画对角线法取得平均样品。取样量一般为做实验所需 3 倍数，即 1/3 供实验室分析鉴定用，另 1/3 供复核用，其余 1/3 保存留样。

（4）各供试品留样保存，保存期限至少 1 年。

2. 检品的前处理　在对中成药进行显微鉴定时，首先应将"检样"制成适于镜检的标本。

（1）去除包衣　片剂和丸剂的表面往往有包衣，一般可用小刀将包衣刮去，使其与片心、丸心分开后进行检查。水丸和糊丸等（挂）衣的材料有滑石、朱砂、雄黄、青黛、百草霜、礞石、赭石等，在处理时应注意与丸心中相同药材粉末的区分，切勿混入。或采用简便的方法，将片剂、丸剂用刀片从中心剖为两半，直接取内心（片心或丸心）少许进行检查。

（2）检品的粉碎　胶囊剂、颗粒剂或块片状制剂，往往需要粉碎，少量的检品可在玻璃研钵中进行，能避免有色物质黏附干扰。一般研成中等细度（过 4 号筛）的粉末，以免装片时将盖玻片顶起，影响观察效果。粉碎用具使用前后，必须清洗干净，干燥后才能用于检品的处理。

（3）干扰物的处理　中成药在制备过程中，经常加入浸膏、辅料及成型的赋形剂等，如水溶性成分（蜂蜜、水浸膏、蔗糖）、脂溶性成分（油脂、蜡质）、淀粉或糊化淀粉等，直接制片时，某些显微特征易被其稀释或掩盖，难于观察。此时，宜采用适当的方法进行处理，将这些物质除去，便于察见中成药中的显微特征。

除去水溶性干扰物：对含有糖分较多或黏稠的样品，可加适量蒸馏水研匀，移入离心管中，离心处理，取沉淀物干燥后，供制片观察用。

除去脂溶性干扰物：对含有较多挥发油、脂肪油滴的检品，可加适量的乙醚、三氯甲烷、石油醚等共研，移入离心管中，离心处理，取沉淀物挥去溶剂后进行检查。也可取检品粉末少许于具塞小三角瓶中，加少许三氯甲烷或石油醚搅拌后浸渍，倾去溶剂，如此重复操作，即可制片观察。

除去淀粉、糊化淀粉：将检品加适量的蒸馏水研匀，置小烧杯中煮沸、冷却，离心处理，取沉淀供制片用。

除去颜色较深粉末：可先进行脱色处理。即取待检样品粉末少许置小烧杯中或载玻片上，加少许 3% 的过氧化氢溶液或次氯酸钠溶液浸渍数分钟，待粉末颜色变浅时，除去多余液体，加新煮沸的冷蒸馏水，以除去粉末中的大量气泡。或取粉末置小烧杯中，加适量水合氯醛加热透化，除去多余液体，滴加稀甘油 1~2 滴，然后再行制片观察用。

去除干扰物必须注意，当经过上述处理后，某些显微特征可能被溶解而失去。例如检品经水处理，粉末中含有的菊糖特征将会消失；经乙醚或三氯甲烷等有机溶剂处理后，挥发油、脂肪油滴、处方中冰片等将会溶解除去；经热水处理后，作为显微重要特征的淀粉与糊化淀粉不能观察到，某些特殊的细微颗粒也可能因离心沉降不完而难于检测。因此，在去除干扰物的同时，为防止某些显微特征的流失，应进行留样观察。

3. 不同剂型检品的制片

（1）散剂、胶囊　可用刀尖或牙签挑取少量粉末直接制片或透化装片，内容物为颗粒状的置乳钵中研细后再装片。

（2）片剂、锭剂　如有包衣，可用刀片将包衣剥去后置乳钵中研成粉末，再取适量制片。无包衣片剂或锭剂可剖取切面由外至内刮取少量取样，或将整个片、锭用乳钵研碎后取样装片。

（3）水丸、颗粒剂　水丸无包衣时，可直接取 2~3 丸，乳钵中研成细粉后，取少量置载玻片上，滴加规定的试液，搅拌均匀，使黏结的细胞、组织分离，再按粉末特征加水合氯醛试液或其他适当试液处理后观察。

含原生药粉末的颗粒剂可用乳钵研碎后取样装片。

（4）蜜丸　样品可用两种方法处理：一是用解剖刀沿蜜丸正中切开，从切面由外至内刮取少许样品，置载玻片中央偏右，滴加适宜的试液，用玻璃棒搅匀，按上述粉末制片法制片，或透化装片。二是将样品切碎放入容器，加水搅洗涤，然后置离心管中离心沉淀，如此反复以除尽蜂蜜后，取沉淀或透化后装片。蜂蜜中常有蜜源植物的花粉，故对含有花类生药的蜜丸，观察时应加以注意。

（5）糊丸　与水丸相似，可直接将其捣碎研细装片观察。但糊丸多是以淀粉糊为黏合剂制成的丸剂，因此，在观察含有淀粉粒的生药时，应加以注意。如糊化淀粉影响观察，可将检品加蒸馏水研匀后，移入小烧杯中，煮沸，冷却后经离心处理，取下层沉淀观察。

（6）蜡丸　蜡丸是以蜂蜡为赋形剂制成的丸剂，因此，可将其切碎后加三氯甲烷、乙醚等亲脂性溶剂共研，移入离心管中，经离心处理后，倾去上层溶液，取下层沉淀，如此反复数次至蜡质被除尽，再取样镜检。

（7）含挥发性成分的制剂　取其粉末进行微量升华装片。

此外，中成药粉末制片时需注意：由于中成药显微鉴定是在多味药材粉末中寻找某一味药的某一显微特征，有时较难查见，可以取粉末量多些，置试管或小烧杯中，加入水合氯醛试液，加热透化。透化好后再用吸管吸出，滴在载玻片上，加盖玻片，即可观察。

4. 显微鉴定方法

（1）处方分析　在中成药显微鉴定前，应了解处方组成，将处方中的全部原料药材及所添加的辅料进行分类，分析处方中各药材的主要鉴别特征及其量的多少，具体操作如下。

①首先按植、动、矿、菌藻、树脂等药材分类，再把植物性药材按药用部位分成小类，如根及根茎、叶、花、果实、皮类等；把动物性药材分成动物体、分泌物、病理产物或加工品等；把矿物药按阳离子种类分成含汞、含砷、含钙等化合物；而菌藻类和树脂类一般无组织、多有菌丝体、树脂块等，较易区别；对不同辅料进行分析判断、去除干扰，避免对主药显微特征的影响。

②然后把各种药材的显微特征罗列出来，互相比较，找出处方中为某种药材所独有的专

属性特征，再与其他几种药材所具有的特征进行比较，找出各药材的主要显微专属性鉴别特征，这样就可得出该中成药中原料药材的鉴别特征。

③最后根据处方中各药材的用量比例，各鉴别特征在各药材粉末中含量的比例与重要性，估计各鉴别特征在此中成药中的检出的难易程度。

（2）制片　按前述制片方法进行制片。

（3）寻找各药专属性的鉴别特征　经查找资料、分析对比，将各药的显微鉴别特征在显微镜下仔细观察、寻找，一种是根据其处方组成来查找其对应的药材粉末特征，另一种是根据其药材粉末特征来鉴定其为何种药材，最后将具有鉴别意义的特征绘图或拍照。

（4）写出鉴定报告　说明该中成药中的药材名称，存在理由，并附上显微特征图或照片。

5. 实验举例

六味地黄丸的显微鉴定

【处方】熟地黄 160g　　酒萸肉 80g　　牡丹皮 60g
　　　　　山药 80g　　　茯苓 60g　　　泽泻 60g

【制法】以上 6 味，粉碎成细粉，过筛，混匀。用乙醇泛丸，干燥，制成水丸，或每 100g 粉末加炼蜜 35~50g 与适量的水，制丸，干燥，制成水蜜丸；或加炼蜜 80~110g 制成小蜜丸或大蜜丸，即得。

【显微鉴定】取六味地黄丸粉末少量，用稀甘油、水合氯醛液装片后，置显微镜下观察，对照各味药材粉末特征，具体判断结果如下。

（1）淀粉粒三角状卵形或矩圆形，直径 24~40μm，脐点短缝状或"人"字形；草酸钙针晶束长约 80~240μm，多存在于浅黄色黏液细胞中（山药）。

（2）不规则分枝状团块无色，遇水合氯醛液则溶化显出菌丝，菌丝无色，细长稍弯曲，直径 4~6μm（茯苓）。

（3）暗棕色或黑棕色不规则组织碎片易见，细胞皱缩，其中常含有棕色圆形或椭圆形核状物（熟地黄）。

（4）草酸钙簇晶于薄壁细胞中，含晶薄壁细胞常排列成行（牡丹皮）。

（5）果皮表皮细胞橙黄色，表面观呈多角形，垂周壁略呈念珠状增厚（酒萸肉）。

（6）内皮层细胞形大，垂周壁波状弯曲，壁厚，木化，孔沟明显；薄壁细胞形大，呈类圆形，具多数椭圆形纹孔，集成纹孔群（泽泻）。

显微镜检结果见图 1-1。

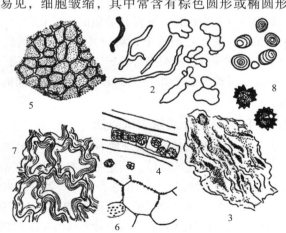

图 1-1　六味地黄丸显微粉末图
1. 淀粉粒；2. 菌丝；3. 核状物；4. 草酸钙簇晶；
5. 果皮表皮细胞；6. 薄壁细胞；
7. 内皮层细胞；8. 蜂蜜花粉粒

（四）中成药显微鉴定的局限性

尽管实践证明显微鉴定技术是对成方制剂作检验和质控的快速、简便、准确的技术之一，但中成药的显微鉴定有时也会受到一些条件的制约和限制。例如：经过提取的药材，其化学成分已被浸出，但仍然保持着原来的细胞形态特征，所以仅通过显微观察不能完全解决内在的质量问题。一种药材具有多种植物来源，通常粉末的特征各不相同，从而造成显微观察特征的多变性。多味药材组成的复方制剂中，在各药材粉末专属性特征不明显的情况下，同一种显微特征可提示有几种药材的存在。药材在处方中所占的比例小（如贵重药、毒剧药）专属性特征出现的几率更小，有的粉末粒度过细（如水飞法制得的矿物药粉末，纳米技术粉碎的药材粉末等），使特征变得不明显。诸如以上情形，都会使单味药的逐一检出产生一定困难，而反映出中成药在显微鉴定方面的局限性。这要求检验者必须具备一定的专业知识和观察经验，有的需要查找大量的资料或与标准药材进行观察核对，才能确定其药材名称。

（王剑波）

第八节 生药的理化鉴定

生药的理化鉴定是利用物理的、化学的或仪器分析方法，对生药及其制剂中所含有效成分或主要成分进行定性、定量分析，来鉴定生药真伪和品质优劣的一种实验方法。一般应用于含有不同化学成分生药的鉴定，以及生药同名异物，或性状相似又无明显显微特征的生药鉴别。

理化鉴定的实验方法一般用少量干粉、切片或生药经初步提取分离后，选择理化反应速度快、灵敏度高的方法进行。当前，随着生药有效成分研究的深入和现代仪器分析技术的提高，生药的鉴定从宏观、微观的形态学鉴定向有效成分和药效鉴定方向发展，直至目前普遍应用的指纹技术等，理化鉴定的方法和手段也正在不断地更新和发展。现将常用的理化鉴定方法介绍如下。

一、显微化学鉴别法

显微化学鉴别法是一种极其灵敏的定性化学鉴定方法，一般是将生药的干粉、手切片或浸出液少量，置于载玻片上，滴加某些化学试剂使其产生沉淀、结晶、气泡或变形、溶解，或产生特殊的颜色，从而进行鉴定。由于该法使用了显微镜，故能观察到肉眼不易观察到的反应，能够准确地检查出显微制片中一系列不同的物质，这是一般化学鉴定方法所不能做到的。

（一）药材切片或粉末试验法

检品（置于载玻片上）+试剂→镜检，产生的结晶或沉淀及特殊的颜色反应；若为组织切片，还可以观察反应的部位，确定生药有效成分在生药组织构造中的部位。

1. 切片 供试切片一般用徒手切片（厚 20～40μm 之间）；干药材在切片前须经软化处理，但要注意勿使所受检查的成分受影响。检查菊糖、黏液质等时不能用水处理，检查挥发油时不能用高度醇或蒸煮法，检查钟乳体时不能用醋酸处理等。

例如绵马贯众切片，滴加 1% 香草醛醇溶液及浓硫酸→（镜检）细胞间显红色（绵马酸及黄绵马酸类）。

穿心莲叶切片，加 3，5-二硝基苯甲酸（1g 3，5-二硝基苯甲酸溶于 50ml 甲醇中，再加入 2mol/L 氢氧化钾溶液 50ml 用时新配）3～4 滴→（镜检）叶肉显红或紫红色（五元不饱和内酯环的反应）。

穿山龙切片，加冰醋酸及硫酸溶液→（镜检）木栓层及中柱外侧组织呈紫红色（穿山龙皂苷的反应）。

2. 粉末 取样品粉碎，粉碎后的粉末过 60 目筛，置清洁的瓶中备用，应当注意在制备粉末时不得有其他的杂物混入，取样量以在载玻片或白瓷板上进行化学反应不影响镜检观察为限。

例如：取黄连粉末，滴加稀盐酸 1 滴，放置 5 分钟，显微镜下检视，可见黄色针状结晶析出（盐酸小檗碱）；或用 30% 硝酸 1 滴，放置 5 分钟，可见黄色针状或针簇状结晶析出（硝酸小檗碱），加热，结晶显红色并溶解。

再如：取大黄粉末少许，置白瓷板上，加氢氧化钠液 1 滴，显深红色（示羟基蒽醌钠盐）。

（二）浸出液试验法

用药材粗粉+适量试剂浸渍，吸取浸液于载物片上，加试剂后封藏、镜检，产生不同形态及颜色的结晶。

肉桂用三氯甲烷浸渍→浸液+2%盐酸苯肼→（镜检）黄色针状、杆状结晶（桂皮醛）。

天仙子+乙醚及氨试液浸渍→浸液于载物片上+碘化铋钾试液→（镜检）显黄紫色飞鸟状结晶（莨菪碱结晶）。

二、微量升华法

微量升华法是利用生药中所含的某些化学成分，在一定温度下能升华的性质，获得升华物，在显微镜下观察其形状（晶型）、大小、颜色以及化学反应现象，以鉴别含有这些成分的生药的一种方法。

微量升华最简易的操作是，取一载玻片，放在石棉网上，在玻片中央处放一薄层生药粉末，再在该玻片两端各放一根短玻璃棒或去头的火柴棍，盖放一载玻片在上面。用酒精灯在放生药粉末处的玻片下（通过石棉网）徐徐加热，至上面载玻片上有雾状物生成，去火。待冷，结晶状升华物凝集于片上，将薄片取下反转，在显微镜下观察结晶形状，并可根据所含化学成分滴加检识试剂观察其反应。

微量升华的实验室具体操作方法是，通常取一块金属片，放置在有圆孔的石棉板上，金属片上放一小金属圈（高度约 0.8cm，见图 1-2），对准石棉板的圆孔，圈内放入一薄层生药粉末，再在金属圈上放一盖玻片，在石棉板圆孔处用酒精灯徐徐加热（火焰距板约 4cm），至生药粉末开始变焦（注意控制好加热温度和时间，防止出现炭化及黑烟），并有气化物产生，去火待冷，有升华物凝集于盖玻片上，将盖玻片取下置显微镜下观察其晶形，并可根据所含化学成分滴加检识试剂观察其反应，必要时，亦可用显微熔点测定仪测定结晶物的熔点。

升华物的结晶形状与升华温度有关。因此，在升华过程中，随着温度的升高，晶形亦有所改变：为了解温度对升华物晶形的影响，可采用显微熔点测定仪的加热台代替酒精灯加热，以载玻片代替金属片，其余按上述方法进行。这样，就可以准确控制升华温度，比较不同温度下升华物的结晶形状，同时可提高结果的准确性与重现性。

例如大黄、何首乌的升华物在较低温度时为黄色棱针状结晶，温度稍高时，则可见黄色羽毛状结晶，结晶加碱液后溶解并显红色，再加盐酸溶液则变为黄色，示含羟基蒽醌类化合物。

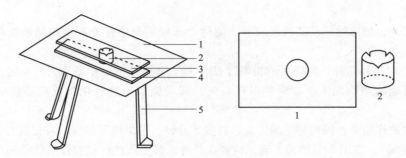

图 1-2　微量升华装置

1. 具孔石棉板淀；2. 金属圈；3. 载玻片；4. 金属片；5. 三脚架

牡丹皮、徐长卿根的升华物为柱形结晶，或针状、羽状簇晶，滴加三氯化铁乙醇溶液后，则结晶溶解而呈暗紫色，示含丹皮酚。

薄荷的升华物为无色针簇状薄荷脑结晶，加浓硫酸 2 滴及少量香草醛结晶，显橙黄色，再加蒸馏水 1 滴即变紫红色，示含薄荷脑。

苏门答腊安息香的升华物为细杆状或片状结晶，并产生刺激性香气，主为桂皮酸成分；泰国安息香的升华物为针状或棱柱状细小结晶，主要为苯甲酸的细小结晶。

三、显色反应

生药药材中的某些化学成分与一定的试剂产生颜色反应。可以用药材的切片或粉末直接进行。

例如将马钱子横剖开，在剖面上滴加 1% 钒酸铵的硫酸溶液，胚乳部分显紫色（示含士的宁）。

知母乙醇提取液置水浴上蒸干，残渣加浓硫酸 2 滴，初现黄色，继变红色、紫堇色，最后呈棕色（示甾体化合物）。

甘草粉末置白瓷板上，加 80% 硫酸 1~2 滴，显橙黄色（示甘草酸反应）。

四、沉淀反应

药材中的某些成分，特别是含生物碱类的成分，与某些试剂产生不同颜色沉淀的反应。

例如延胡索稀醋酸提取液，加碘化汞钾试液，产生淡黄色沉淀（示生物碱）；地榆乙醇提取液，用氨试液调 pH 8~9，即有沉淀产生，将沉淀物溶于水，滴加 1% 三氯化铁试液，则呈蓝黑色（示鞣质）。

五、荧光分析

荧光分析就是利用某些生药中所含的一些化学成分，在紫外光或可见光线照射下能产生一定颜色和强度的荧光的性质，对生药进行定性定量分析的一种方法。

（一）定性分析

利用生药中所含的某些化学成分，在紫外光或自然光照射下能产生一定颜色荧光的性质进行鉴别，是鉴定生药的一种简易方法。具体的方法如下。

1. 紫外分析法　是通过紫外分析仪所发射的紫外光，照射在生药的整体、饮片、断面、粉末及其提取物上，观察所产生荧光的颜色，来鉴别生药的真伪。测定时，可根据生药化学成分的类型选择激发光波长（254nm、365nm），将被测物直接置于紫外光灯下观察荧光。常见的观察方式有：

（1）观察生药整体　珍珠显浅蓝色（天然珍珠）或亮黄绿色（养殖珍珠）荧光，通常环周部分较明亮；紫石英显亮紫色、紫色至青紫色荧光。

（2）观察生药的新鲜断面或饮片　麦冬切片显浅蓝色荧光；秦艽断面显黄白色或金黄色荧光；黄连、黄柏断面木质部显金黄色荧光。

（3）观察生药粉末　大黄粉末显深棕色荧光，而土大黄显亮蓝紫色荧光；牛蒡子粉末呈绿色荧光；浙贝母粉末显淡亮绿色荧光。

（4）观察生药的某种溶剂浸出液　银柴胡的无水乙醇浸出液显亮蓝微紫色荧光；板蓝根的水煎液显蓝色荧光。

（5）将生药提取液滴于滤纸上，挥干溶剂后观察斑点的荧光　取白芷粉末0.5g，加乙醚适量，冷浸，振摇，放置，取上清液点于滤纸上，紫外光灯下观察，显黄绿色荧光；沙苑子乙醚脱脂后的甲醇提取液斑点显紫红色荧光，再加甲醇2滴使斑点扩散，紫红色环内有一亮黄色环。

（6）生药提取液与化学试剂作用后产生荧光进行观察　有的生药本身不产生荧光，但以酸或碱液处理，或经其他化学方法处理后，可使某些成分在紫外光下产生荧光。例如枳壳的乙醇浸出液点于滤纸下，干后喷0.5%醋酸镁甲醇液，烘干后显淡蓝色荧光。

（7）多重观察　关木通的70%乙醇提取液点于滤纸上，干后显天蓝色荧光，于点样处加稀盐酸1滴，干后显黄绿色荧光，用氨试液熏后复显天蓝色荧光；前胡的10%乙醚提取液点于滤纸上显淡天蓝色荧光，滴加15%氢氧化钠溶液，2分钟后荧光消失，曝光3小时后天蓝色荧光增强，避光则不显荧光。

（8）色谱分离后观察　生药的提取液经薄层色谱或纸色谱分离后，直接在紫外光灯下观察分离后各斑点的荧光或喷各种试剂后，再行观察。

2. 日光法　有些生药的提取液在日光下即可观察到荧光。如秦皮的水浸液在日光下显碧蓝色荧光；芦荟水溶液加硼砂少许，加热片刻后用水稀释，显黄绿色荧光。

3. 荧光显微镜法　荧光定性分析除上述方法外，亦可用荧光显微镜观察生药粉末的荧光。如国产沉香与进口沉香粉末在普通显微镜下特征比较相似，但在荧光显微镜下观察，国产沉香的部分颗粒显海蓝色、部分显灰绿色荧光，进口沉香粉末部分显黄绿色、部分显枯绿色荧光。

4. 荧光光谱法　每种生药均有其特有的成分，某一生药提取液的荧光光谱正是其特有成分组合的叠加光谱，并具特征性，在一定的实验条件下，亦具有可重复性。因此，通过比较药材对照品与待测样品的荧光光谱的峰形、峰位即可达到鉴别目的。

测定荧光光谱的仪器为荧光分光光度计。测定时，激发波长通常选择254nm或365nm，发射波长的扫描范围一般在250~700nm。一般用生药的乙醇提取液进行测定，也可将生药用几种不同极性的溶剂分成几个部分，分别进行测定、比较。如人参与西洋参在生药显微特征上较相似，不易区别，但二者的荧光光谱有一定的差异。测定时，将二者用乙醇超声提取30分钟，制成浓度为3mg/ml的供试液，用空白溶剂作对照，测定荧光光谱。人参在345nm波长处有一个特征峰，而西洋参在345nm、410nm波长处有2个特征峰，因此，410nm波长处的特征峰是人参与西洋参的主要区别。

（二）定量分析

1. 荧光分光光度法　对于给定的物质，当激发光波长、强度、样品液层厚度固定时，且溶液的浓度很小，此时荧光强度 F 正比于浓度 C，即 $F=KC$。据此，可用荧光分光光度计测定生药中荧光物质的含量，该方法称为荧光分光光度法。

测定方法与紫外分光光度法基本相同，测定时一般多采用标准曲线法，即用已知量的标准物质经过和样品相同的处理之后，配成一系列标准溶液，测定这些溶液的荧光强度，以荧光强度 F 对标准溶液浓度 C 绘制标准曲线。随后测定样品溶液的荧光强度，从标准曲线求出生药试样中荧光物质的含量。

2. 薄层荧光扫描法　薄层荧光扫描法是用一定波长的激发光照射展开后的薄层板，测定薄层斑点的固定发射波长下的荧光强度（F）随展开距离（l）的变化，所得的 $F-l$ 或 $F-R_f$（相对比移值）曲线为薄层荧光扫描图，利用这种谱图进行定量分析。该方法是薄层扫描法的一种，但其检测灵敏度比薄层吸收扫描法可高出 1~3 个数量级。

薄层荧光扫描法含量测定的原理与荧光分光光度法相同，即在点样量很小时，斑点中组分的荧光强度 F 与其浓度 C 成正比：$F=KC$。在实际测定中，用斑点荧光强度的积分值（色谱峰面积）与斑点中组分的含量代替上述公式中的 F 和 C 进行运算。

六、分光光度法

分光光度法是通过测定生药成分在特定波长处或一定波长范围内的光吸收度，对该成分进行定性定量分析的方法。近年来，随着测量仪器的飞速发展和测量方法的不断改进，分光光度法在生药的定性、定量分析中正发挥着日益重要的作用。

（一）分光光度法鉴定生药的原理

一切物质都会对可见光及不可见光中的某些波长的光线产生吸收，物质对光线的选择吸收反映了它们分子内部结构的差异。也就是说，通过研究物质的分子吸收光谱就可以鉴别物质的分子结构，这是分光光度法对生药进行定性鉴别的依据。而物质吸收光子能量的强度，不仅取决于物质的分子结构，而且还与被光子所作用的物质的分子数目，即物质的浓度有关。这是分光光度法对生药进行定量分析的依据。

利用物质对光具有选择性吸收这一特性，可以改变通过某一吸收物质的入射光的波长，并记录该物质在每一波长处吸光度（A）或百分透光率（$T\%$），然后以波长或波数（λ）为横坐标，吸光度或百分透光率为纵坐标作图，即得到该物质的吸收光谱图或吸收曲线。从某物质的吸收光谱可以看出其在不同光谱区域内吸收能力的分布情况，不同物质的吸收光谱（紫外、红外、显色等）表现不同的特征差异，因此，可以通过对比光谱差异对生药及其成分进行鉴定。

单色光辐射穿过被测物质溶液时，被该物质吸收的量与该物质的浓度和液层的厚度（光路长度）成正比（朗伯-比尔定律），其关系如下式：

$$A=\lg\,(1/T)=ECl$$

式中，A 为吸光度；T 为透光率；E 为吸收系数（$E_{1cm}^{1\%}$），C 为 100ml 溶液中所含被测物质的质量，l 为液层厚度(cm)

物质对光的吸收波长及吸收系数是该物质的物理常数。当已知某纯物质在一定条件下的吸收系数后，可用同样条件将含有此物质的供试品配成溶液，测定其吸收度，即可由上式计算出供试品中该物质含量。

分光光度法包括可见、紫外分光光度法及红外分光光度法等，不同的波长范围及对应的检测方法见表 1-1。

表 1-1　分光光度法及其测定波长范围

波长范围	光　区	测定方法
200～400nm	紫外光区	紫外分光光度法
400～760nm	可见光区	可见分光光度法或比色法
2.5～25μm（波数 4000～400cm^{-1}）	红外光区	红外分光光度法

（二）生药的定性鉴别

分光光度法鉴别生药，一般采用吸收光谱对比法。即将待鉴定生药的吸收光谱特征与药材对照品的吸收光谱特征进行对照比较，当两者的吸收光谱完全相同，则可能是同一种生药；当两者有明显差别，则可断定不是同一种生药。由于某些生药中所含的化学成分十分复杂，可能使其吸收光谱的特征性不明显，因此，在利用分光光度法鉴别生药时，最好与其他方法相结合，以便得出正确的结论。

1. 紫外分光光度法（UV）　在 UV 法对生药进行定性分析时，其主要依据是光谱中的一些特征数据，如最大吸收波长（λ_{max}）、最小吸收波长（λ_{min}）、肩峰、吸光系数（ε）、吸光度比值等，其中 λ_{max} 最为常用。具体采用的手段有：

（1）对比光谱曲线的一致性　对于同一种生药，采用适当的溶剂提取或前处理后，进行光谱扫描，其紫外吸收光谱曲线应基本相同。据此，可将待鉴定生药（正品或伪品）与对照药材用同一种溶剂和同样的方法制成相同浓度的提取液，并在相同条件下分别测定其吸收光谱，比较二者光谱是否一致。亦可利用文献或谱库所载的药材标准光谱进行核对。只有在光谱基本相同时，才有可能判断是同一种生药。

例如，对大黄属（*Rheum*）的正品大黄与伪品大黄中 7 种大黄的紫外光谱进行比较。分别称取各种大黄生药粉末（过 120 目筛）约 5mg，加适量 95% 乙醇，室温浸泡 2 小时，滤过，滤液用 95% 乙醇配成 0.02% 的溶液（即 100ml 溶液含 0.02g 生药），置 1cm 比色皿中，在紫外光谱仪上测定吸收曲线，扫描范围 200～400nm，扫描速度 60nm/min。由于正品大黄组的 3 种大黄均含蒽醌类化合物（大黄酚、大黄酸、大黄素、大黄素甲醚、芦荟大黄素等），这些化合物在 255～290nm 之间均有特征吸收峰，3 种大黄乙醇提取液的紫外光谱在 272～274nm 范围内均显示出最大吸收峰；而伪品大黄组的 4 种大黄均含土大黄苷，基本不含大黄酸和番泻苷类。土大黄苷在 304nm 处有中强度的特征吸收峰，使得 4 种伪品大黄组的大黄乙醇提取液的特征吸收峰出现在 302～320nm 之间，由此可以对大黄的正品和伪品进行鉴定，结果如表 1-2 所示。

表 1-2　大黄正品及其伪品的紫外吸收光谱特征

大黄生药来源	紫外光谱特征 λ_{max}^{EtOH} nm	
正品大黄		
1. 掌叶大黄 *Rheum. Palmatum* L.	273（M）	206（S）
2. 唐古特大黄 *R. tanguticum* Maxim. et　Balf.	273（M）	206（S）
3. 药用大黄 *R. officinale* Baill.	274（M）	211（S）

续表

大黄生药来源	紫外光谱特征 λ_{max}^{EtOH} nm			
伪品大黄				
1. 河套大黄 R. hotaoense C. Y. Cheng et C. T. Kao	320（M-S）	302（M-S）	218（S）	
	318（M-S）	302（M-S）	288（M-S）	
2. 藏边大黄 R. emodi Wall.	261（M）	219（S）	206（S）	
3. 华北大黄 R. franzenbachii Munt.	321（M-S）	218（S）		
4. 天山大黄 R. wittrockii Lundstr.	319（M-S）	303（M-S）	220（S）	218（S）

需要指出，对于亲缘关系相近的生药，则可能要通过比较几种不同极性的溶剂（石油醚、乙醚或三氯甲烷、甲醇或乙醇），将正品及伪品生药中的化学成分按不同的极性提取出来，这样，它们之间存在的不同化学成分就会出现在某一种或几种溶剂浸出物中，从而使得这些浸出物的吸收光谱在峰数、峰位、相邻峰高比和肩峰等方面显现出差异。

（2）对比光谱的特征数据　UV 吸收光谱鉴别的特征数据一般多选择最大吸收波长 λ_{max} 和吸光度比值。有时，正品生药与其伪品的吸收光谱差异很大，可直接测定待鉴定样品的 λ_{max}，并与文献所规定的正品生药的 λ_{max} 比较，即可得出结论。

例如，草乌与川乌的鉴别，用样品的氨性乙醚提取物的硫酸萃取液测定紫外吸收光谱，草乌在 231nm 及 275nm 波长处有最大吸收，而川乌仅在 231nm 波长处有最大吸收。因此，对两者可以通过光谱特征数据加以鉴别。

（3）对比导数光谱的一致性　导数光谱是以紫外吸收光谱关于波长的微分系数（即导数）对波长（λ）的函数图，亦称微分光谱。对紫外吸收光谱（零阶光谱）中难以辨认的结构特征，如肩峰、拐点等，在导数光谱中会被突出地显示出来，且随着导数阶次的增高，导数光谱的极值增加，峰形变锐，带宽变窄，从而使分辨效应和识别特征得以明显改善。

由于许多生药的紫外吸收光谱（即零阶光谱）峰形简单，可借鉴别的特征少，一些生药的紫外光谱相似而难于鉴别时，可通过比较这些生药提取液的一阶、二阶或更高阶次的导数光谱来加以判断，检出重叠的吸收峰和肩峰。因此，导数光谱法在生药的鉴定及有效成分的含量测定方面的应用日渐增多。

2. 红外分光光度法（IR）　IR 法与 UV 法相比，其光谱具有特征吸收峰多、定性专属性强、需用试样量少、快速简便等特点。几乎没有 2 个有机化合物的 IR 光谱是完全相同的，如测得的 IR 光谱完全相同，则可认为是同一化合物。IR 法对生药的定性分析，以前只限于测定生药中化合物纯品的结构。近年来研究表明，生药的适当溶剂提取物（或粉末）的红外光谱在种内是比较稳定的，而种间差异是显著的。因此，可用于生药真实性鉴定。

为使生药间的化学组成的差异能表现在红外光谱上，常需要对样品进行一定的处理：

（1）直接粉末法　一般是将生药粉末与溴化钾在玛瑙乳钵中混匀后压片。供压片法用的生药粉末，过 40 目筛即可。对于矿物类生药，可不用溶剂处理，直接用粉末压片，测定其红外光谱，如白矾与滑石的鉴定。某些植物性、动物性生药，若其中的差异性成分含量较大，也可以不用溶剂富集，直接用粉末压片，就可以在光谱图上表现出差异，如熊胆与猪胆、牛胆的鉴别，即是将样品胆汁低温浓缩干燥后，研粉，再加溴化钾研磨压片进行测定。

（2）溶剂提取法　对于大多数生药，其化学成分较为复杂，各生药间的差异性成分常常被含量较大的相似成分所掩蔽。如直接用生药粉末压片，则其红外光谱表现出较大的相似性。此时，可以利用数种极性不同的溶剂，对若干份同一生药进行提取，从而将生药中的化学成分按极性的不同分成几部分，使差异性成分在某一极性部分或某几部分中表现出来。大多数生药均可使用本法加以鉴别。

在实际工作中，通常选用石油醚、乙醚、水作为提取溶剂，这三种溶剂可以把生药中的绝大部分化学成分提取出来。可根据生药种类的不同，确定提取方法及提取时间。在制片时，对于生药的提取液，可取适量置玛瑙乳钵中，用电吹风将溶剂挥尽，再加溴化钾研匀后压片；另一种是涂片法，可取生药提取液（不含水分）适量，直接涂在溴化钾空白片上测定。

应注意取样量的大小直接影响光谱的形貌。取样量过大则光谱的分辨率变差；取样量太小则吸收强度减弱。实验表明，在提取液浓度为每毫升相当于0.5g生药时，取样量在0.5~4ml之间为宜，在此范围内基本是随溶剂极性的降低取样量增加。此外，有机溶剂在红外光区均有吸收，因此，浸出物中的溶剂必须挥尽，否则对测定有严重干扰。通常可在乳钵中用电吹风把溶剂挥尽即可。样品必须不含水分，压片应在干燥的环境中进行。

与纯化合物的鉴定不同，生药的红外光谱测定不需要确定光谱中各主要吸收峰的归属，只要在4000~400cm⁻¹范围内比较光谱的差异即可。

（3）应用实例　红外光谱法可鉴定进口血竭及其加工时的掺伪物质，如达玛树胶和松香。血竭的红外光谱特征吸收峰是1610cm⁻¹和1120cm⁻¹，后者为第一强峰；达玛树胶的特征峰为1707cm⁻¹，松香的特征吸收峰是1692cm⁻¹。通过比较图谱特征峰，可以进口血竭是否掺入了达玛树胶或松香。

红外光谱法鉴别羚羊角、山羊角及绵羊角。它们在1500~1000cm⁻¹的峰形与峰位具有很大的相似性，羚羊角在1411cm⁻¹左右有一比较尖锐的峰，而山羊角、绵羊角的红外光谱在该处无峰显示，在1384cm⁻¹处则有一共同峰，可以准确地将羚羊角与其他两者加以鉴别。

目前，进口红外光谱仪多配有电子计算机系统，可利用微机数据处理、图形存储、检索等先进技术，把经过准确鉴定的药材对照品制成的标准红外光谱存入磁盘，建立标准光谱库。在鉴别未知生药时，可随时调出与之进行比较，从而大大提高了生药鉴定的效率及准确性。

（三）生药的定量分析

分光光度法的定量分析是根据朗伯-比尔定律进行的，即物质在一定波长的吸光度与其浓度之间的关系是呈线性的。因此，只要选择合适的波长测定物质溶液的吸光度，即可求出溶液的浓度和物质的含量。本方法不仅可以用来分析生药单组分化合物成分，而且亦可用于生药多组分分析。

1. 紫外分光光度法（UV）　生药中所含化学成分极为复杂，少则十几种，多则上百种。因此，要对生药中的某一单一成分进行紫外定量分析，需先用合适的溶剂将有效成分提取出来，再经薄层色谱或柱色谱法分离，将欲测定成分的斑点或色带收集洗脱后，方可用紫外分光光度法测定。相应的测量方法分别称为薄层色谱-紫外分光光度法和柱色谱-紫外分光光度法。

在生药的定量分析中，对大类成分已经清楚的生药，常以总成分（如总黄酮、总皂苷、总生物碱等）作为定量指标。这时，可从总成分中选出一种结构已清楚的单一成分，该单一成分的最大吸收波长与总成分的最大吸收波长基本一致，则可用该单一成分为对照品，制定标准曲线，再测定总成分提取液的吸光度，通过对照品的标准曲线，将总成分的含量折算成相当于对照品的含量，从而计算出总成分的相对含量。这也是单组分定量方法的一种延伸。

在测定单一物质时,可先测定该物质的吸收光谱,然后选择最大吸收峰的波长 λ_{max} 进行定量分析。一个物质若有几个吸收峰时,可选择吸收峰较高、在此吸收峰处吸光度随波长变化较小、并且不为共存物干扰的波长,以提高测定的灵敏度。一般不选择吸收光谱最左边的末端吸收峰作定量测定的波长。此外,还要注意所选用的溶剂应对被测组分无干扰。

待测样品的取样量(浓度)视该样品的 $E_{1cm}^{1\%}$ 而定。为确保测定结果的准确,被测样品的浓度最好能使吸光度读数在 0.3~0.7 范围内。

(1)吸光系数法 利用标准品的 $E_{1cm}^{1\%}\lambda_{max}$ 或 ε_{max} 进行定量。可先测出标准品在 λ_{max} 处的吸光度(A)值,然后求出吸光系数;如果没有标准品,可从有关资料查得纯品的吸光系数。然后用与标准品相同的溶剂,配制样品溶液,在相同波长下测定 A 值,求出吸光系数,计算百分含量。

也可根据 $A = (E_{1cm}^{1\%}\lambda_{max}) \cdot C \cdot l$ 式与查得标准品的吸光系数,计算出样品的浓度 C,再根据稀释度及试样的重量,求得百分含量。

(2)对照品法 在相同条件下和线性范围内配制样品溶液和标准溶液,在选定波长处,分别测定吸光度,则:

$$C_{样} = \frac{A_{样} \times C_{标}}{A_{标}}$$

为减少误差,最好使配制的标准溶液溶液与样品溶液的浓度相接近。

(3)标准曲线法 本方法是从待测物质的吸收光谱图上选定最大吸收波长,用一系列不同浓度的标准溶液在该波长处分别测定它们的吸光度。考察浓度与吸光度成直线关系的范围,然后以吸光度为纵坐标,浓度为横坐标,绘制 $A-C$ 关系曲线,即标准曲线。若待测物质对光的吸收符合朗伯-比尔定律,应得到一条通过原点的直线。也可用直线回归的方法,求出回归的线性方程。在同样的条件下,测定样品溶液的吸光度,再从标准曲线或回归方程求得样品溶液的浓度。

(4)双波长分光光度法 该方法是在吸收光谱互相重叠的 a、b 两组分共存时,先设法消除组分 a 的干扰而测定组分 b。

测定步骤:

选择双波长。先用标准品测出两组分各自的吸收曲线,选择干扰组分吸收曲线上某对称两点(等吸收波长)λ_1 和 λ_2,在此二波长处,待测组分的吸光度应有明显差别。

配制不同浓度的待测物质标准品溶液,分别在所选定 λ_1 和 λ_2 波长处测定每一种浓度标准溶液的吸光度,并计算 ΔA 值,再用各种浓度下的值对浓度 C 作图,即可绘出 $\Delta A-C$ 曲线(标准曲线)。如果两种组分需要同时测定,也可配制一系列浓度的两种物质标准品的混合溶液,分别在两种物质各自的 λ_1 及 λ_2 处测定。如用双波长分光光度计测定,可直接测各吸光度差 ΔA 值。

混合物中待测组分的含量测定。在 λ_1 及 λ_2 处分别测得混合物的 A_1 及 A_2,求出 ΔA,由标准曲线计算待测组分的浓度。

使用双波长分光光度法时,干扰组分的吸收光谱中至少需有一个吸收峰或谷,才有可能找到干扰组分等吸收的 2 个波长。否则,需用其他方法。

多组分的含量测定除上述方法外,常用的尚有导数分光光度法、差示分光光度法、正交函数分光光度法等,可参见有关论著。

（5）应用实例　黄连中总生物碱的含量测定。

精密称取黄连生药粗粉 0.8g，置索氏提取器中，以甲醇-盐酸（100∶1）适量加热回流提取至无色，提取液转移至 50ml 容量瓶中，加上述溶剂至刻度，精密吸取 5ml，加于预先用乙醇处理过的氧化铝小柱（玻璃柱内径约 9mm，中性氧化铝 5g，湿法装柱，用乙醇约 30ml 预洗）上，继用乙醇 25ml 洗脱，收集洗脱液（含黄连生物碱部分，其他成分仍被吸附在氧化铝小柱上），置 50ml 容量瓶中，加乙醇至刻度。精密吸取洗脱液 2ml，置 50ml 容量瓶中，加 0.05mol/L 硫酸液稀释至刻度，摇匀，在 345nm 波长处测定吸光度，按盐酸小檗碱的吸光系数 $E_{1cm}^{1\%}$ 为 728 计算含量。

2. 比色法　比较溶液颜色深度以确定物质含量的方法。在可见光区（400~850nm），有些物质对光有吸收，有些物质本身并没有吸收，但在一定条件下加入显色试剂或经过处理使其显色后，可用此法测定。由于显色时影响呈色深浅的因素较多，用比色法测定时，应取对照品或标准品同时操作。除另有规定外，比色法所用的空白系指用同体积的溶剂代替对照品或供试品溶液，然后依次加入等量的相应试剂，并用同样方法处理。在规定的波长处测定对照品和供试品溶液的吸收度后，按紫外分光光度法项下对照品比较法的计算式计算供试品的浓度。

当吸收度和浓度关系不呈线性关系时，应取数份梯度量的对照品溶液，用溶剂补充至同一体积，显色测定各份溶液的吸收度，然后以吸收度与相应的浓度绘制标准曲线，再根据供试品的吸收度在标准曲线上求出其含量。

比色分析对显色反应的基本要求是：比色反应应具有较高的选择性，即选用的显色剂最好只与待测组分反应，而不与其他干扰组分反应或其他组分的干扰；反应生成的有色化合物有恒定的组分和较高的稳定性；反应生成的有色化合物有足够的灵敏度，摩尔吸光系数一般应在 $10^4 L \cdot mol^{-1} \cdot cm^{-1}$ 以上。

常使用的仪器为可见分光光度计或比色计，比色法多用于生药的定量分析及理物常数的测定。

应用实例　酸性染料比色法测定苦参药材中总生物碱的含量。

（1）对照品溶液的制备　准确称取苦参碱标准品适量，加 50% 乙醇制备成浓度为 1mg/ml 的对照品溶液，备用。

（2）标准曲线的绘制及测定方法　将苦参碱对照品溶液稀释至 20μg/ml，各准确量取 1、2、3、4、5ml，置于干燥的具塞三角瓶中，各加水至 5ml，分别加入 pH = 7.6 缓冲液 5ml，再依次精密加入 0.025% 溴麝香草酚蓝标准液 1.0ml，三氯甲烷 10.0ml，振摇 1 分钟，倒入 50ml 分液漏斗放置分层，静置 1 小时，分取三氯甲烷层。用分光光度计扫描、测定，结果显示，苦参碱与溴代麝香草酚蓝形成的复合物在 413nm 波长处有最大吸收峰，故选择 413nm 为测定波长。

另以同法操作（不加苦参碱对照品溶液）的三氯甲烷为空白在 413nm 波长处测定吸收度。以浓度（C）为横坐标，吸收度（A）为纵坐标，绘制标准曲线，得回归方程 $A = 5.362C - 0.012$（$r = 0.9992$），结果表明，苦参碱检测浓度在 0.004~0.02mg/ml 范围与吸收度线性关系良好。

将三种不同来源的苦参药材粉碎后，分别精密称取干燥至恒重的通过 60 目筛的生药粉 0.1550g，加 0.1% 盐酸 10ml，冷浸 4 小时后，超声提取 1 小时，滤过，滤液用 1mol/L 氢氧化钠溶液调节至中性，取调节至中性的滤液 5.0ml 置分液漏斗中，依次精密加入 pH = 7.6 缓冲溶液 5ml、0.025%溴麝香草酚蓝标准液 1.0ml，三氯甲烷 10.0ml，振摇 1 分钟，放置分层，静置 1 小时，分取三氯甲烷层。在 413nm 波长处，以不加药材，同法操作的三氯甲烷为空白，测定吸光度。将测得的吸光度值代入标准曲线可以计算求得苦参药材中生物碱的含量。

3. 红外分光光度法　在定量分析方面，虽然红外分光光度法不及紫外分光光度法应用那样普遍，但由于它具有的谱带多，可供选择的余地大，特别是它具有对分子结构的敏感性，因此对于异构体和其他具有相似物理和化学性质的化合物，红外分光光谱法有可能提供快速和方便的定量方法。尤其是近年来傅里叶红外光谱仪的普及，红外分光光度法用于生药及其制剂含量测定的报道越来越多。

与紫外吸收光谱一样，红外吸收光谱的定量分析也基于朗伯-比尔定律，即在某一波长的单色光、吸光度与物质的浓度呈线性关系。根据测定吸收峰峰尖处的吸光度 A 来进行定量分析。

$$A = \log \frac{1}{Y} = abvc$$

（1）吸光度的测量

峰高法　将测量波长固定在被测组分有明显的最大吸收而溶剂只有很小或没有吸收的波数处，使用同一吸收池，分别测定样品及溶剂的透光率，则样品的透光度等于两者之莽．并由此求出吸光度。

基线法　由于峰高法中采用的补偿并不是十分满意的，因此误差比较大。为了使分析波数处的吸光度更接近真实值，常采用基线法。所谓基线法，是用直线来表示分析物不存在时的背景吸收，并用它代替记录纸上的 100%（透光度）坐标。具体做法是：在吸收峰两侧选透光度最高点作基点，过这两点的切线称为基线，通过峰顶作横坐标的垂线。

$$A = \lg \frac{I}{L}$$

I 为基线到坐标轴的距离，L 为峰谷到坐标轴的距离。

（2）定量谱带的选择　理想的谱带应该是孤立的，吸收度强大，符合吸收规律，不受溶剂和样品中其他组分的干扰，尽量避免在水蒸气和 CO_2 的吸收峰位置测量。当对应不同定量组分而选择 2 条以上定量谱带时，谱带强度应尽量保持在相同数量级。对应固体样品，由于散射强度和波长有关，所以选择的谱带最好在较窄的波数范围内。

（3）溶剂的选择　定量分析一般用溶液测定，所选溶剂应能很好溶解样品，与样品不发生化学反应，在测量范围内不产生吸收。为消除溶剂吸收带影响，可采用差谱技术计算。

（4）选择合适的透光区域　透光度应控制在 20%~65%范围之间。

（5）吸收池厚度的测定　采用干涉条纹法测定吸收池厚度。具体做法是：将空的吸收池放于测量光路中，以空气作参比，在一定波数范围内扫描，得到干涉条纹，利用下式计算液体吸收池厚度 L。

$$L = n/2/(\sigma_1 - \sigma_2)$$

其中，n 为干涉条纹个数，$(\sigma_1 - \sigma_2)$ 为波数范围。

上述指标的检测为生药的红外光谱定量分析提供了条件。具体的定量方法如下。

工作曲线法　在固定液层厚度及入射光的波长和强度情况下，测定一系列不同浓度标准溶液的吸光度，以对应分析谱带的吸光度为纵坐标，标准溶液浓度为横坐标，得到一条通过原点的直线，该直线即为标准曲线或工作曲线。在相同条件下测得试液的吸光度．从标准曲线可查得试液的浓度。

比例法 工作曲线法的样品和标准溶液都使用相同厚度的液体吸收池，其厚度可准确测量。当其厚度不定或不易准确测定时，可采用比例法。它的优点在于不必考虑样品厚度对测量的影响，这在高分子物质的定量分析上应用较普遍。

内标法 当用 KBr 压片、糊状法或液膜法时，光通路厚度不易测定，在有些情况下可采用内标法。内标法是比例法的特例。选择一标准化合物，它的特征吸收峰与样品的吸收峰互不干扰，取一定量的标准物质（r）与待测生药样品（s）混合，将此混合物制成片或油糊绘制红外光谱图，则有

$$A_s = a_s b_s C_s \quad A_r = a_r b_r C_r$$

将两式相除，因 $b_s = b_r$，则得

$$\frac{A_s}{A_r} = \frac{a_s}{a_r} \cdot \frac{C_s}{C_r} = K_C$$

以吸光度为纵坐标，以 C_s 为横坐标做各自曲线。在相同条件下测得试液的吸光度，在各自曲线上可查出试液的浓度。

常用的内标物有：Pb（SCN），2045cm^{-1}；Fe（SCN），1635cm^{-1}；KSCN，2100cm^{-1}；NaN$_3$，640cm^{-1}、2120cm^{-1}；C$_6$Br$_6$，1300cm^{-1}、1255cm^{-1}。

此外，如同紫外导数光谱一样，红外导数光谱能够消除干扰，有关利用红外导数光谱测定生药有效成分含量，也成为一种数学模式的检测方法，以弥补单纯红外分光光度法的不足。

近年来，近红外分光光度法（NIR，谱区范围是 780~2526nm）应用于生药的含量测定逐渐增多。近红外光谱测量时一般不需对样品进行预处理，但测定的光谱可能受到各种干扰因素的影响。利用单一波长下获得的光谱数据很难获得准确的定量分析结果。NIR 光谱结构复杂，谱图重叠较多，所以在进行定量分析时，一般采用多波长下获得的数据，采用合适的化学计量学方法建立校正模型，再利用建立的校正模型与未知样品进行比较，从而实现定量分析才能获得准确可靠的分析结果。

（6）应用实例 酸枣仁和补骨脂生药中磷脂成分的红外光谱测定。

测定原理 酸枣仁和补骨脂用 Folch 试剂提取、柱层析纯化后，经红外光谱分析、薄层层析鉴定、与标准品对照，确定为磷脂类成分。鉴于多数脂类化合物在红外区有强吸收，故可用红外光谱法测定磷脂含量。

测定波长的选择 在磷脂类化合物的红外光谱图各特征吸收峰中，羰基的伸缩振动（1740cm^{-1}）和磷酯键（P-O-C）的伸缩振动（1040~1090cm^{-1}）吸收强度最大，且峰形对称，可考虑作测定波长。生药的成分较复杂，虽经提纯，但具有结构性质相近的某些杂质仍可能存在，但杂质中没有磷酯键（P-O-C），选用该键的吸收带作测定波长，可避免杂质干扰。

测定方法选择 预验结果表明 KBr 片法和溶液法测定磷脂成分都是可行的。但压片法操作烦琐、费时；溶液法操作简便、精密度高。

标准曲线的绘制 精密称取磷脂对照品 40mg，用三氯甲烷制成 4.0mg/ml 的标准溶液。分别吸取此标准溶液 0.3、0.6、0.9、1.2、1.5、2.0ml 于 2ml 容量瓶中，共 6 份，用三氯甲烷稀释至刻度。用注射器吸取约 0.3ml 置 KBr 液体池中，参比光路中放一同样厚度的 KBr 池，以三氯甲烷液作对照。将波长调至 1500cm^{-1}，光透过率调至 80%；响应：快速；狭缝程序：常规；以扫描时间 7 分钟绘制 2500~800cm^{-1} 波数区的红外光谱图。按图取基线，测定 1040~

$1090cm^{-1}$的吸光度 A（$\lg\dfrac{I}{L}$），以磷脂浓度（C）对吸收度 A 作图，在 $0.6\sim4.9mg/ml$ 范围内呈线性关系。直线回归方程为：$A=0.00831+0.02528C$（$r=0.9995$）。

样品测定　取样品液按标准曲线项下操作，绘制 $4000\sim6000cm^{-1}$ 的光谱图，并与标准品磷脂的红外光谱比较。红外谱图证明其含有磷脂成分后，按图取基线，计算吸光度 $\lg\dfrac{I_s}{L_s}$，由回归方程计算出样品中磷脂含量。结果见表 1-3。

表 1-3　酸枣仁和补骨脂中磷脂含量测定结果及两种测定方法对照分析（$n=3$）

样　品	含量测定结果（mg/%）		含量偏差	相对误差（%）
	红外光谱法	钼蓝比色法		
酸枣仁（辽宁）	818.34	838.06	-19.72	2.35
酸枣仁（陕西）	588.32	604.32	-19.0	2.64
酸枣仁（河南）	665.95	692.75	-26.8	3.86
补骨脂（四川）	789.25	824.21	-34.96	4.24
补骨脂（市售）	610.16	633.71	-23.55	3.71
补骨脂（湖北）	333.71	341.18	-7.41	2.18

由表 1-3 可看出，两种测定结果相近，表明红外光谱法测定生药中磷脂成分的含量是可靠的，且操作较比色法简便、省时。

4. 原子吸收分光光度法　原子吸收分光光度法是基于从光源辐射出的待测元素特征光波通过样品蒸气时，被蒸气中该待测元素的基态原子所吸收，测定辐射光强度减弱的程度，以求出供试品中待测元素含量的一种方法。原子吸收遵循一般分光光度法的吸收定律。比较标准品和供试品的吸收度，即可求得样品中待测元素的含量。所用仪器为原子吸收分光光度计。近年来用以测定生药中的微量金属元素的含量。

原子吸收分光光度法所用仪器为原子吸收分光光度计，它由光源、原子化器、单色器和检测器等部件组成。光源通常用待测元素作为阴极的空心阴极灯，原子化器由雾化器及燃烧灯头组成。燃烧火焰由不同种类的气体混合物产生，常用空气-乙炔火焰。仪器某些工作条件的变化可影响灵敏度、稳定程度和干扰情况，应按具体的生药检品来选用。

（1）标准曲线法　在仪器推荐的浓度范围内，制备含待测元素的标准溶液至少 3 份，浓度依次递增，并分别加入供试品溶液配制中的相应试剂。除另有规定外，一般用去离子水制成水溶液。将仪器按规定启动后，先将去离子水喷入火焰，调读数为零，再将最浓的标准溶液喷入火焰，调节仪器至近满量程的读数；然后依次喷入每一标准溶液，读数。每喷完 1 份溶液后，均用去离子水喷入火焰充分冲洗灯头并调零。取每一浓度 3 次读数的平均值，与相应浓度做标准曲线。

按各品种项下的规定制备供试品溶液，使待测元素的估计浓度在标准盐线浓度范围内，将供试品溶液喷入火焰，取 3 次读数的平均值，从标准曲线上查得相应的浓度，计算元素的含量。

（2）标准加入法　取同体积按各品种项下规定制备的供试品溶液 4 份，分别加至 4 个同体积的量瓶中，除 1 号量瓶外，其他 2、3、4 号量瓶分别再准确加入比例量的待测元素标准液，均用去离子水稀释至刻度，形成标准液加入量从零开始递增的一系列溶液。按上述标准曲线法自"将仪器按规定启动后"操作,并依法将溶液喷入火焰,读数;将读数与相应的待测元素加入量作图,延长此直线至与含量轴的延长线相交,此交点与原点间的距离即相当于供试品溶液取用量中待测元素的含量,再以此计算供试品中待测元素的含量。

八、色谱法

色谱法又称层析法,是一种对混合物进行分离和分析的物理化学方法,也是生药化学成分分离和鉴别的重要方法之一。

分离原理:是利用物质在流动相与固定相中的分配系数差异,当两相相对运动时,样品中的各组分在两相中多次分配,按分配系数的大小产生差速迁移而达到分离的目的。

色谱法分类:根据色谱分离原理分为吸附色谱、分配色谱、离子交换色谱与排阻色谱等。

吸附色谱是利用被分离物质在吸附剂上被吸附能力的不同,用溶剂或气体洗脱,使组分达到分离。常用的吸附剂有氧化铝、硅胶、聚酰胺等吸附活性的物质。

分配色谱是利用被分离物质在两相中有不同的分配系数(或溶解度)而使组分分离。其中一相被涂布或键合在固体载体上,称为固定相;另一相为液体或气体,称为流动相。常用的载体有硅胶、硅藻土、硅镁型吸附剂与纤维素粉等。

离子交换色谱是利用被分离物质对离子交换树脂上的离子亲和力程度的不同使组分分离。常用的有不同程度的阳、阴离子交换树脂,流动相为水或含有机溶剂的缓冲液。

排阻色谱(又称凝胶色谱或凝胶渗透色谱)是利用被分离物质分子量大小的不同导致的填料上渗透程度不同使组分分离。常用的填料有分子筛、葡聚糖凝胶、微孔聚合物、微孔硅胶或玻璃珠等,根据固定相和供试品的性质选用水或有机溶剂为流动相。

色谱法又可根据分离方法分为:纸色谱法、薄层色谱法、柱色谱法、气相色谱法、高效液相色谱法等。所用溶剂应与供试品不起化学反应,纯度要求较高。分离时的温度,除气相色谱法或另有规定外,一般在室温下操作。采用纸色谱法、薄层色谱法或柱色谱法分离鉴定生药有色物质时,可根据其色带进行区分;分离生药有荧光特性物质时,可在紫外光灯下检视,其中纸色谱或薄层色谱也可喷以显色剂使之显色,或在薄层色谱中用加有荧光物质的薄层硅胶,采用荧光淬灭法检视。柱色谱法、气相色谱法和高效液相色谱法可用接于色谱柱出口处的各种检测器检测。柱色谱法还可分部收集流出液后用适宜方法测定。

(一)纸色谱法

纸色谱法系以纸为载体,以纸上所含水分或其他物质为固定相,用展开剂展开的分配色谱。可用于生药的鉴别、纯度检查和含量测定。

供试品经展开后,可用比移值(R_f)表示其成分的位置(比移值=供试品原点中心至展开斑点中心的距离/原点中心至展开剂前沿的距离)。由于影响比移值的因素很多,因而一般采用在相同实验条件下与对照品对比以确定其异同。用于生药鉴别时,供试品在色谱中所显主斑点的位置与颜色(或荧光)应与对照品所显主斑点相同;用于生药纯度检查时,检视其所显杂质斑点的个数和呈色深度(或荧光强度),估计杂质的量;用于含量测定时,将主斑点剪下洗脱后,再用适宜方法测定。

实验记录应包括:色谱图,斑点 R_f,颜色,斑点数,样品与对照品的称样量,稀释体积等。

展开容器:一般为圆形或长方形玻璃缸,缸上具有磨口玻璃盖,应能密闭。用于下行法的展开容器盖上有孔,可插入分液漏斗,用以加入展开剂。在近顶端有一用支架架起的玻璃槽作为展开剂的容器，槽内有一玻棒，用以压住滤纸；槽的两侧各支一玻棒，用以支持滤纸使其自然下垂，避免展开剂沿滤纸与溶剂槽之间发生虹吸现象。用于上行法的展开容器在盖上的空中加塞，塞中插入玻璃悬钩，以便将点样后的滤纸挂在钩上，并除去溶剂槽和支架。

色谱滤纸：质地均匀平整，具有一定机械强度，不含影响展开效果的杂质；也不应与所用显色剂起作用，以致影响分离和鉴别效果。

点样器：常用具支架的微量注射器或定量毛细管，应能使点样位置正确、集中。

1. 上行法　将供试品溶解于适当的溶剂中制成一定浓度的溶液。用上述点样器吸取溶液，点于点样基线上，溶液宜分次点加后，待其自然干燥、低温烘干或经温热气流吹干，点样直径为 2~4mm，点间距离约为 1.5~2.0cm，样点通常为圆形，也可点成条形。

展开缸内加入展开剂适量，俟展开剂蒸气饱和后，再下降悬钩，使色谱滤纸浸入展开剂约 0.5cm，展开剂即经毛细管作用沿滤纸上升，展开至规定的距离后，取出晾干，按规定方法检视。

展开可以向一个方向进行，即单向展开；也可以双向展开，即先向一个方向展开，取出，待展开剂完全挥发后，将滤纸转动 90°，再用原展开剂或另一种展开剂展开；亦可多次展开、连续展开或径向展开等。如图 1-3 所示。

2. 下行法　点样同上行法。将点样后的色谱滤纸上点样端放在溶剂槽内并用玻棒压住，使色谱滤纸通过槽侧玻璃支持棒自然下垂，点样基线在支持棒下数厘米处。展开前，展开缸内用各种项下规定的展开剂的蒸气使之饱和。然后添加展开剂使浸没溶剂槽内的色谱滤纸，展开剂即经毛细管作用沿色谱滤纸移动进行展开，展开至规定的距离后，取出色谱滤纸，标明展开剂前沿位置，待展开剂挥散后按规定方法检视色谱斑点。如图 1-4 所示。

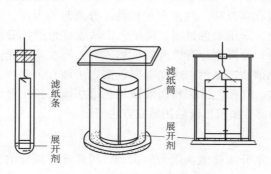

图 1-3　纸色谱上行展开装置

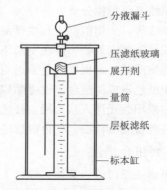

图 1-4　纸色谱下行展开装置

（二）薄层色谱法

薄层色谱法又称薄层层析法，是一种在吸附剂薄层上进行色谱分离的方法。将适当粒度的吸附剂或载体均匀涂布在玻璃板上（或其他支持物上，如铝制薄板、塑料薄板）成一薄层，然后用毛细管或适当的点样器将样品溶液滴加在薄层的起始线上，待样品溶液挥干后，置于密闭的层析缸中，用一定的溶剂展开，直至溶剂前沿达到规定的距离，取出晾干，在紫外光灯下观察荧光，或喷以显色剂，可见样品液中的各组分被分离，各成一个色斑，所得色谱图与适宜的对照物按同法所得的色谱图对比，计算各斑点的比移值（R_f 值），并可用薄层扫描仪进行扫描，用于鉴别、检查或含量测定。

薄层色谱法的特点是设备简单，展开时间短，分离效果好，灵敏度亦较高，而且显色方便，并可直接喷腐蚀性的显色剂，或加热进行显色。

薄层板按固定相种类分为硅胶薄层板、键合硅胶板、微晶纤维素薄层板、聚酰胺薄层板、氧化铝薄层板等。固定相中可加入黏合剂、荧光剂；硅胶薄层板常用的有硅胶 G、硅胶 GF_{254}、硅胶 H、硅胶 HF_{254}（G、H 表示含或不含石膏黏合剂）。F_{254} 为在紫外光 254nm 波长下显绿色背景的荧光剂；按固定相粒径大小分为普通薄层板（10~40μm）和高效薄层板（5~10μm）。

在保证色谱质量的前提下，如需对薄层板进行特别处理和化学改性，以适应供试品分离的要求时，也可用实验室自制的薄层板。其固定相颗粒大小，一般要求粒径为 10~40μm，加水或用羧甲基纤维素钠水溶液（0.2%~0.5%）适量调成糊状，均匀涂布于玻板上。使用涂布器涂布应能使固定相在玻板上涂成一层符合厚度要求的均匀薄层。玻板应光滑、平整，洗净后不附水珠。

1. 薄层色谱法实验条件的选择及操作 在薄层色谱法中，吸附剂种类、制板方法、点样量大小、展开剂极性及显色剂等因素对实验结果影响极大，因此，只有加以正确选择和操作，才能达到理想的分离效果。

（1）**吸附剂的选择** 最常用的吸附剂是硅胶和氧化铝。硅胶略带酸性，适用于酸性和中性物质的分离，碱性物质易与硅胶作用，发生拖尾，影响分离效果；氧化铝略带碱性，适用于碱性或中性物质的分离，但不适于分离酸性物质。在铺制薄层时，如用稀碱制备硅胶板，用稀酸液制备氧化铝板，可以改变它们的酸碱性。

生药中各类化学成分的结构不同，性质各异，在选择吸附剂时应加以充分考虑。一般生物碱的分离可用硅胶或氧化铝进行吸附层析，对极性较高的生物碱（如季铵碱类）也可用分配层析或离子交换层析；苷类的分离往往取决于苷元的性质，如皂苷、强心苷、一般可用分配层析或硅胶吸附层析；芳香油、甾体、萜类（苷元）以及内酯类往往首选氧化铝及硅胶作吸附剂，如氧化铝有次级反应，则用硅胶；黄酮类、鞣质等多元酚衍生物可用聚酰胺吸附层析板；有机酸、氨基酸一般可选用离子交换层析，也可用分配层析。总之，对非极性成分往往考虑氧化铝或硅胶吸附层析，若极性较大则采用分配层析或弱吸附性质吸附层析。

吸附剂的活性对分离效果影响较大，可根据被分离物质的极性大小来选择活性合适的吸附剂。试样的极性小应选择活性较高的吸附剂，试样的极性大则宜选择活性低的吸附剂。常用的氧化铝和硅胶的活性为 Ⅱ~Ⅳ 级。在实验中，一般采用一次活化获得较高活性的吸附剂，再根据需要，加入一定量水，得到所需的活性级别。

（2）**薄层的制备** 薄层的制备，就是将吸附剂均匀地铺在玻璃板、塑料薄膜或铝板上使之成为薄层。所使用的板必须表面光滑、清洁、玻璃板的大小可自 4cm×20cm 的长方形到 20cm×20cm 或 10cm×10cm 的正方形，各种规格均有，可根据实验要求选用。

薄层板通常有软板及硬板两种规格。软板就是把干的吸附剂直接铺在薄层板上形成薄层，此法制成的薄层展开后不能保存，喷显色剂容易吹散，斑点扩散较严重，故应用不多。硬板的制备是将吸附剂、黏合剂和水或其他溶液先调成糊状再铺层。硬板克服了软板的上述不足，分离效果较好。

在硬板制备中，常用的黏合剂有煅石膏、羧甲基纤维素钠（CMC）和淀粉，用量一般煅石膏为吸附剂的 10%~20%，CMC 配成 0.5%~1% 的水溶液使用，淀粉为 5%，可先将淀粉与吸附剂一起加水调匀后，再放入烘箱内活化。如被分离的物质极性较大，也可不活化。各种吸附剂硬板铺制方法如表 1-4 所示。对于非水固定相的分配层析用的薄层，需在薄层上涂渍固定液。可先将固定液溶于易挥发的有机溶剂中配成一定浓度的溶液，然后再把薄层板浸入片刻，取出，挥去溶剂即成。也可将薄层板在含固定液的溶液内上行展开至前沿，取出挥干溶剂而成。常用的固定液有：甲酰胺（15%～25%丙酮溶液）、丙二醇（30%丙酮溶液）、正十一烷（5%～10%石油醚溶液，显色前将正十一烷在115～120℃加热除去）。

（3）点样　将样品溶于与展开剂极性相近或挥发性较高的溶剂（尽量避免用水、甲醇，因其斑点易扩散）中，在洁净干燥的环境条件下，用毛细管或微量注射器把样品液滴加在薄层上。点样原点直径扩散控制在2～3mm范围内，点间距离以相邻斑点互不干扰为宜，一般不小于8mm，样品点起始线一般距薄层板下端10～15mm，展开剂浸没薄层板底部5～10mm。点样量要适当。点样量太小，样品中含量少的成分不易被检出；点样量太大，则展开后斑点过大而互相交叉或拖尾，影响分离效果。如果是制备性薄层色谱，可将样品点成长条状。

展开前如需要溶剂蒸气预平衡，可在展开缸中加入适量的展开剂，密闭，一般保持15～30分钟。溶剂蒸气预平衡后，应迅速放入载有供试品的薄层板，立即密闭，展开。如需使展开缸达到溶剂蒸气饱和的状态，则须在展开缸的内侧放置与展开缸内径同样大小的滤纸，密闭一定时间，使达到饱和再如法展开。除另有规定外，一般上行展开8～15cm，高效薄层板上展开5～8cm。溶剂前沿达到规定的展距，取出薄层板，晾干，待检测。必要时，可进行二次展开或双向展开。

表1-4　薄层色谱法薄层硬板铺制方法

薄层板的类别	吸附剂：水	活　化
氧化铝 G	1：2	250℃ 4h，活性Ⅱ 150℃ 4h，活性Ⅲ
氧化铝淀粉	1：2	105℃，30min
硅胶 G	1：2 或 1：3	110℃，30min
硅胶 CMC	1：2（0.8% CMC 溶液）	110℃，30min
硅胶淀粉	1：2	105℃，30min

（4）展开　对于吸附色谱，由于展开过程就是被分离物质在吸附剂上的吸附与展开剂在吸附剂上的吸附相互竞争的过程，因此，选择展开剂时应首先考虑被分离化合物的极性与展开剂的极性之间的关系。其原则是：展开剂对被分离物质应有一定的解吸附能力，但又不能太大，一般展开剂极性应比被分离物质略小；展开剂对被分离物质有一定的溶解度。这样，使被分离物质既能被展开剂从吸附剂上解吸出来，又能使被解吸下来的物质溶于展开剂中并随展开剂向前移动；被分离物质的 R_f 值在0.3～0.8之间为宜。

常见溶剂的洗脱能力顺序如下（洗脱能力递增）。

硅胶薄层：石油醚→四氯化碳→苯→三氯甲烷→二氯甲烷→乙醚→乙酸乙酯→丙酮→乙腈→甲醇

氧化铝薄层：异辛烷→石油醚→环己烷→四氯化碳→苯→乙醚→三氯甲烷→二氯甲烷→二氯乙烷→丙酮→乙酸乙酯→乙腈→异丙醇→正丙醇→乙醇→甲醇→乙酸

在实验中为获得理想的展开效果，常将两种或两种以上的溶剂按一定比例混合在一起作展开剂，在做碱性或酸性物质的薄层色谱时，常在展开剂中加入少量的碱类（二乙胺、吡啶或氨水）或酸类（乙酸、甲酸）。

在分配薄层色谱中，物质的分离是利用其在固定液与展开剂中的分配系数不同而实现的。

因此，在选择展开剂时，应选各组分溶解度相差大的溶剂。展开前，展开剂应先用固定相饱和，以免在展开过程中展开剂把载体上的固定液带走，使薄层的性质改变，影响分离效果。

展开在密闭的层析缸中进行，其展开方式有：

上行展开——展开剂由下向上爬行展开；

下行展开——展开剂由上向下流动；

单次展开——展开剂对薄层展开一次；

多次展开——单次展开分离效果不好时，在第一次展开后，将薄层板晾干，挥尽展开剂，重新放入原展开剂或另一种开展剂内进行第二次展开或多次展开，以使性质相近的组分得以分离。

单向展开和双向开展——上述的上行展开和下行展开均向一个方向展开，称为单向展开；成分较为复杂的样品，由于其中某些斑点重叠，则在第一次展开后，再以另一种溶剂系统于共垂直方向做第二次展开，称为双向展开。

（5）显色　显色是鉴定物质重要的一环。显色方法如下：

蒸气显色：利用一些物质的蒸气与样品作用而显色。如将固体碘、浓氨水等易挥发物质放在密闭容器内，将挥尽展开剂的薄层放入显色，多数物质能与碘生成棕色的斑点。碘蒸气显色尚有一优点，即碘是一种非破坏性显色剂，显色后可将其挥去，再将化合物刮下作进一步处理。

喷雾显色：此法较为常用。将显色剂配成一定浓度的溶液，用喷雾器将其均匀地喷在薄层上。根据显色剂的不同，有立即显色的，也有加热至一定温度后才显色的。

紫外光灯照射：对于具有荧光的化合物，可在展开后挥干展开剂，在紫外光灯下观察荧光斑点及荧光颜色。如果被分离物质在紫外光灯下不显荧光而用显色剂亦不显色，或为了不使斑点的成分受到显色剂的破坏，可用荧光薄层板，如硅胶 GF_{254}，它含有一种无机荧光剂，在 254nm 波长紫外光下呈强烈荧光背景，而被分离的物质则显出暗色斑点。

（6）定性参数的测定　样品经显色后，即可测定各组分的比移值或相对比移植，以表示这些组分的斑点在薄层色谱上的位置，作为其定性参数。

比移值（R_f）

在薄层色谱中，组分的迁移距离与展开剂的迁移距离之比，称为比移值。即：

$$R_f = l/l_0$$

式中 l 是由原点至某组分斑点中心的距离，l_0 是由原点至展开剂前沿的距离。

在薄层色谱中，影响比移值的因素很多，如吸附剂性质与展开剂的极性、薄层厚度、展开方式、层析容器内展开剂的饱和程度、边缘效应、环境温度、点样量等。为了获得可重复的比移值，就必须严格控制实验条件。但由于不同的实验者其实验条件很难完全一致，因此影响 R_f 值的对比。为此，产生了相对比移值。

相对比移值（R_{st}）

把待测组分与参考组分点在同一块板上，测定这两个组分比移值的比值，就是相对比移值，即：

$$R_{st} = R_{f(a)}/R_{f(x)} = l_a/l_x$$

式中 $R_{f(a)}$ 及 $R_{f(x)}$ 分别为组分 a 及参考组分 x，在同一块薄层板上、同一展开条件下所测得的 R_f 值。l_a 与 l_x 分别为组分 a 及参考组分 x 由斑点中心至原点的距离。参考组分可以是另加入的标准物质，也可直接以样品混合物中的一个组分作参考。由于参考组分与组分在完全相同的条件下展开，因此，R_{st}的重现性及可比性均较R_f值好。

分离度（R）

用于鉴别时，对照品溶液与供试品溶液中相应的主斑点，应显示两个清晰分离的斑点。用于限量检查和含量测定时，要求定量峰与相邻峰之间有较好的分离度，分离度（R）的计算公式为：

$$R = 2\ (d_2 - d_1)\ /\ (W_1 + W_2)$$

式中　d_2为相邻两峰中后一峰与原点的距离；

d_1为相邻两峰中前一峰与原点的距离；

W_1及W_2为相邻两峰各自的峰宽。

除另有规定外，分离度应大于 1.0。

2. 薄层展开中常见的异常现象及解决办法　在薄层分离过程中，由于环境因素的干扰及操作不当，色谱斑点常常出现边缘效应，拖尾、比移值不稳定等异常现象。下面就其产生的原因及解决办法做一简要叙述。

（1）边缘效应　边缘效应是指同一物质在同一块板上用同一种展开剂展开，薄层板中部的斑点比两侧边缘处的斑点R_f值小的现象。

边缘效应多发生在用低沸点混合展开剂展开时，而当用单一展开剂展开时并不发生此类现象。这是因为当用混合展开剂展开时，极性较弱的展开剂（被吸附弱）和挥发性强的展开剂（如三氯甲烷-甲醇中的三氯甲烷）在薄层的两边较易挥发，因此，两边的展开剂与中部的展开剂组成有差别，两边展开剂中极性较大（或挥发性较弱）的溶剂比例增大，因此，R_f值较大，从而产生了边缘效应。

解决边缘效应的办法有：

①采用单一展开剂替代混合展开剂。②采用共沸混合展开剂来代替一般混合展开剂。如用三氯甲烷-乙醇（92：8，W/W，共沸点 59.4℃）来替代三氯甲烷-甲醇（95：5），即可消除两种溶剂挥发速度的差异。③在展开槽内壁上贴以浸透了展开剂的滤纸条，并用内容较小封闭严密的展开槽。同时，在展开之前，将点样后的薄层板置于盛有展开剂的展开槽内饱和约 15 分钟，待展开槽内的空间及薄层板被展开剂蒸气完全饱和后，再将薄层板浸入展开剂中展开。

（2）拖尾　拖尾是指在圆形或椭圆形色谱斑点的后方带有一条尾状的斑痕，严重者呈倒火焰状。产生拖尾现象的原因有：点样量过大，展开剂不能全部负载。如甘氨酸在硅胶 G 薄层上用正丙醇-水（70：30）展开时，当点样量超过 4μg 时，斑点出现明显的拖尾现象，并致使R_f值降；展开剂 pH 值偏高或偏低。如在用中性展开剂分离酸性或碱性物质时，由于这些酸性或碱性物质解离成一个或多个电离形式，而每一个电离形式其R_f值各不相同，因而在薄层上移动的斑点发生连续的物质沉积，而形成拖尾；吸附剂 pH 值的影响。如在碱性氧化铝薄层上分离黄酮类等酸性物质以及在碱性下不稳定的化合物（内酯等），或在硅胶 G 薄层（pH 5左右）上分离生物碱等物质，由于化合物与薄层上的酸碱成盐或水解而产生拖尾。

根据上述产生拖尾的原因，可采取下列措施加以克服：

①通过试验找出合适样品点样量；②在展开剂中加入酸（如醋酸）或碱（如吡啶、二乙胺），使解离受到抑制；③使用 pH 值合适的吸附剂或调整展开剂的 pH 值。

（3）斑点严重重叠　即展开后的多个斑点相互重叠，状如念珠。这实际上也是拖尾的一种表现。

上述斑点相互重叠的原因或是由于单一的化合物在层析过程中分解 R_f 值相近的两个或更多的化合物，或是由于同系物或异构体的结构相似而致 R_f 值相近，也可能在层析过程中，吸附剂或展开剂中含有的痕量金属离子（如铜离子）与被层析的物质形成其 R_f 值与原物质相近的络合物。因此，为防止斑点重叠现象的发生，可以调节展开剂的 pH 值，以防止化合物的分解，或是向展开剂中加入络合剂，以防止络合物的形成。对同系物和异构体，可以根据其分子的不饱和度、双键位置、几何异构等差异，选择适当的络合剂使其形成 R_f 值相异的络合物，从而在络合薄层上得以分离。

（4）斑点的比移值相差悬殊　即一部分斑点集中在薄层板的前沿处，另一部分斑点则集中在原点附近。这一现象的出现，多是由于样品中各组分的极性相差悬殊。在遇到这种情况时，可以先将样品用不同极性的溶剂萃取，使其按极性分为两个样品再分离；也可以做两次层析，即第一次用极性大的展开剂将极性小的组分推至前沿，而将极性大的组分均匀展开，然后再用极性小的展开剂将极性小的组分均匀展开，而极性大的组分留在原点。

（5）比移值不稳定　即斑点的 R_f 值不稳定，使薄层色谱无重现性。造成斑点 R_f 值不稳定的因素很多，如层析时温度（影响分配系数和展开剂中各溶剂组成的比例）、时间（时间长，展开剂挥发而使其组成比例改变）不恒定，吸附剂、展开剂的规格批号不一致（致使吸附剂的粒度及展开剂中杂质、含水量不同），混合展开剂平衡时间短而使其组成尚未达到稳定，展开剂多次重复使用等。为保证稳定的 R_f 值，在进行层析时，要定温、定时展开，对吸附剂、展开剂的规格加以考查，延长混合展开剂的平衡时间，展开剂不要重复使用。

3. 薄层色谱法的测定

（1）定性鉴别　薄层色谱法用于生药鉴定具有许多优点。首先，在薄层板上可以容纳较多的信息，如斑点的数量、位置、颜色等；其次，薄层色谱法具有分离和鉴定的双重功能，可使分离和鉴定一次完成；另外，可利用未知成分的斑点进行定性，只要这些特征性斑点在一定的实验条件下具有较好的重现性，即可作为鉴别的依据。

用薄层色谱法鉴定生药，通常的方法是用标准对照品（或称化学对照品、标准品，即待测化合物的纯品）作对照，在同一薄层板上点样展开，或在两种或两种以上展开系统中展开、检视。若样品中斑点的 R_f 值与标准对照品 R_f 值均相同，可基本肯定两者为同一化合物。若无标准对照品，也可用药材对照品（或称对照药材，即已鉴定过学名的药材）作对照，以确定待检生药的真伪。在某些情况下，也可用相对比移值或直接用文字描述进行定性。具体方法如下。

用标准对照品做对照　如待检生药中含有某些已知的化学成分，则可用这些成分的标准对照品对生药加以鉴别，如用丹参酮 II_A 鉴别丹参。但生药中的一些成分常为数种生药所共有，如黄连、黄柏均含小檗碱，专属性较差，因此，如用标准对照品鉴别，只能确认生药中是否含有该成分，做出初步的结论。若要得出准确结论，可采用药材对照品进行对照鉴别。

用药材对照品做对照　当所检测的成分为数种生药所共有而无专属性，或无该成分的标准对照品，或生药中的特征性斑点为未知成分，此时，可用药材对照品进行鉴别。但也应注意，生药的伪品与正品常为近缘植物，二者的成分亦常相似。因此，必要时，最好将正品与常见伪品进行对比，选出两者区别明显的展开系统。

标准对照品与药材对照品同时使用　为使鉴别结果更为准确可靠，有条件时，可将标准对照品与药材对照品同时使用，既可鉴定已知成分，又能鉴定药材品种。如黄连、黄柏的鉴别，均是用待检样品与药材对照品的甲醇提取液及小檗碱标准对照品同时点样于同一块硅胶

G 薄层板上，以苯-乙酸乙酯-甲醇-异丙醇-水为展开剂，用浓氨水饱和后展开，取出，晾干，置紫外光灯（365nm）下检视，供试品色谱中，在与药材对照品色谱相应的位置上，显相同颜色荧光斑点；在与小檗碱标准对照品色谱相应的位置上，显相同的一个黄色荧光斑点。

用相对比移值（R_{st}）做对照 通常生药鉴定多以 R_f 值作为定性的依据，但由于 R_f 值的影响因素很多，重现性差，直接与文献对比有一定的困难。采用相对比移值，能对未知成分做出初步判断。即本法是以待检生药中所不含的外加成分（参考组分）作参比标准，使待检生药的特征性斑点得一相对比移值作为鉴别依据。

用文字描述鉴别 某些生药在无合适的标准对照品和药材对照品的情况下，如其薄层色谱斑点少而清晰，特征性较强，则可用文字说明鉴别试验的结果，即指出薄层色谱斑点的 R_f 值范围和色泽等即可。

应用实例 山豆根中生物碱的定性鉴定：以氧化苦参碱、槐定碱、苦参碱标准品用甲醇溶解后制成 1mg/ml 的对照品溶液；将样品经水煎醇沉后制备供试液，点样于碱性硅胶 G 板上，用苯-丙酮-甲醇（8：3：0.5）为展开剂，并以氨气饱和，展开后用碘化铋钾显色，供试品色谱中在与标准对照品相应的位置上，显橙黄色斑点。

（2）定量分析 薄层定量分析就是根据薄层色谱进行定量测定。常用方法有两类：一类是将待测定的化合物从薄层上洗脱后，选择适当的方法测定；另一类是薄层展开后应用薄层扫描仪直接在薄层板上测定被分离斑点的含量。

1）薄层洗脱法 样品经薄层色谱分离定位后，将待测组分斑点（或条状）部分的吸附剂收集，并用适当的溶剂将待测组分洗脱，然后用比色法或分光光度法测定其含量。一般分四步进行：

待测组分的分离 待测组分的分离需用制备性薄层色谱法进行。制备性薄层色谱法是用来分离精制单一组分的方法，该方法与鉴定用薄层色谱操作方法基本相似，所不同的是：薄层厚度较厚，一般为 2～3mm；薄层板较大，常用的有 20cm×20cm 和 10cm×20cm 两种。样品液浓度一般控制在 5%～10%，通常将样品液点成条状。一般分离样品量在 10～50mg，如欲分得较大量样品，可用多块薄板分离。

斑点定位 即确定斑点的位置。应选择非破坏性显色方法，如置紫外光灯下照射或置碘蒸气中显色。如必须用破坏性显色剂，可采用对照显色法，即在同一块薄层板上随同样品至少再点一个标准对照品点作为对照。展开后，将所要测定样品斑点的薄层部分用玻璃板或破纸盖住，对照的标准对照品斑点用显色剂喷雾显色，由显色后标准对照品斑点的位置来确定未显色薄层上待测成分点的位置。将该位置的吸附剂取下，洗脱测定。

为了尽可能使样品斑点与标准对照品斑点展开后的位置完全一样，所用薄层的厚度应均匀一致，展开要平稳，溶剂前沿应整齐，要防止边缘效应的产生。如果溶液中杂质含量较多，杂质的存在也会影响到斑点的 R_f 值。因此，最好同时再点一个对照用的样品点，展开后将标准对照品斑点与对照用的样品点一起显色，由显色的对照样品点色谱中所要测定成分的斑点位置来确定要测定的样品色谱中斑点的位置，这样定位可以更准确些。

斑点的收集及洗脱 薄层上待测的斑点位置确定后，可用吸集器（软板）或小刀（硬板）将该位置的吸附剂收集。吸取或刮取时，应仔细将斑点上的吸附剂收集完全，然后选择对被洗脱的化合物有较大溶解度的挥发性溶剂进行洗脱。也可刮入离心管中，直接加显色剂及溶剂，一并提取和显色，离心后取上清液测定。

常用的洗脱溶剂有乙醚、三氯甲烷、丙酮、乙醇、甲醇等。若单一溶剂洗脱效果不好，也可使用混合溶剂。洗脱溶剂的选择，要根据被测物质在薄层板上是否可被定量洗脱为标准。选择洗脱剂的方法，是将一定量被测物质的标准对照品点在薄层上，干后将该部位吸附剂取下，用所选定的溶剂洗脱后测定含量，然后计算回收率，回收率应在95%以上。选用溶剂还应考虑是否对测定方法有干扰，如用紫外分光光度法测定时，则尽可能不用在200~400nm有强吸收的溶剂。

测定 薄层色谱法取样量一般为几微克至十几微克，这样的小量样品常用的测定方法是紫外及可见分光光度法。用合适溶剂将待测化合物的斑点洗脱后并调整至一定体积，在该化合物的最大吸收波长处进行测定。若用可见分光光度法，则需选用灵敏度高、专属性好的显色试剂显色后再测定。在紫外及可见分光光度法测定中，均需取与样品斑点相当的空白吸附剂，经与样品同样的洗脱及显色处理后，作为测定时的空白对照溶液，以消除吸附剂本身的吸收。薄层色谱分离后用分光光度法测定，方法误差为2%~6%。

2）薄层扫描法 是用一定波长的光，照射在薄层斑点上，对有吸收紫外光或可见光的斑点，或经激发后能产生荧光的斑点进行扫描，将扫描得到的图谱及积分数据用于生药的鉴别、杂质检查或含量测定。对复方制剂，可用相当的原药材按需要组合作阴、阳性对照，然后比较其薄层扫描图谱加以鉴别。常用的仪器为薄层扫描仪。由于不必经洗脱等操作，因而方便快速，测量灵敏度高。

薄层扫描的检测方法有吸收法和荧光法，测量方法有反射法和透射法，扫描方式有双波长和单波长扫描，锯齿和线性扫描，可根据具体情况加以选择。薄层扫描法进行生药主成分的含量测定，虽然具有方便快速，测量灵敏度高的特点，但是，影响薄层扫描结果的因素很多，只有得到分离度和重现性好的样品薄层色谱，才能获得满意的结果。目前我国应用较广的双波长薄层扫描仪为日本岛津公司、瑞士卡玛公司生产的双波长薄层扫描仪。

（三）柱色谱法

是在色谱柱内进行分离后测定的一种方法。色谱柱为内径均匀、下端缩口的硬质玻璃管，下端用棉花或玻璃纤维塞住，管内装入吸附剂或载体，洗脱溶剂从管的上端借毛细作用或重力作用向下移动，使物质得到分离。

1. 吸附柱色谱 在色谱柱内装入吸附剂，其粒度应尽可能保持大小均匀，颗粒直径以0.07~0.15mm为常用。吸附剂的活性（或吸附力）对分离效果有较大影响。吸附剂的填装有干法与湿法两种。干法是将吸附剂一次加入色谱管，振动管壁使其均匀下沉，然后沿管壁缓缓加入洗脱剂；或在色谱管下端出口处联结活塞，加入适量的洗脱剂，旋开活塞使洗脱剂缓缓滴出，然后自管顶缓缓加入吸附剂，使其均匀地润湿下沉，在管内形成松紧适度的吸附层。操作过程中应保持充分的洗脱剂留在吸附层的上面。湿法是将吸附剂与洗脱剂混合，搅拌除去空气泡，徐徐倾入色谱管中，然后再加入洗脱剂将附着于管壁的吸附剂洗下，使色谱柱面平整。

样品的加入除有一定要求外，一般将样品溶于开始洗脱时使用的洗脱剂中，再沿管壁缓缓加入，注意勿使吸附剂翻起；或将样品溶于适当溶剂中，与少量吸附剂混匀，再挥发溶剂使呈松散状，加入已制备好的色谱柱上面。如样品在常用溶剂中不溶，可将样品与适量的吸附剂在乳体钵中研磨均匀后加入。色谱柱内装有吸附剂，常用的吸附剂有氧化铝、硅胶、聚酰胺等。

洗脱时通常按洗脱剂洗脱能力大小，递增变换洗脱剂的品种和比例，分别分部收集流出液，至流出液中所含成分显著减少或不再含有时，再改变洗脱剂的品种和比例。操作过程中要始终保持有充分的洗脱剂留在吸附层上面。

（1）氧化铝柱色谱　氧化铝柱色谱是常用的吸附色谱的一种。色谱柱用的氧化铝主要有三种：碱性氧化铝，适用于碳氧化合物的分离；从碳氧化合物中除去含氧化合物；某些对碱溶液比较稳定的中性色素、甾族化合物、生物碱、醇，以及其他中性、碱性物质的分离。中性氧化铝，应用范围最广，适用于醛、酮、醌、某些苷及酸碱溶液中不稳定的化合物如酯、内酯的分离。酸性氧化铝，适用于天然及合成酸性色素及某些醛、酸的分离。

柱色谱用氧化铝粒度范围一般为 100~150 目，如采用加压装置，可使用 150~200 目或 200 目以上粒度的氧化铝，可提高分离效果。使用前需经高温活化，提高氧化铝的活性。洗脱能力与氧化铝活性、被吸附物质的性质、温度和溶剂的性质及浓度有关。

（2）硅胶吸附柱色谱　色谱用硅胶应是中性无色颗粒或酸性不强于 pH 5，一般可使用。粒度范围一般为 100~150 目或 150~200 目的硅胶。使用前最好经 120℃活化 24 小时再使用。硅胶柱色谱适用于极性化合物及非极性化合物，如芳香油、萜类、甾体、强心苷、蒽醌类、酸性、酚性化合物的分离。

（3）聚酰胺吸附柱色谱　聚酰胺吸附属于氢键吸附，特别适用于酚类、醌类、黄酮类化合物的分离。一般认为通过分子中的酰胺羰基与酚类、黄酮类化合物的酚羟基或酰胺键上的游离胺基与醌类、脂肪羧酸上的羰基形成氢键缔合而产生吸附。吸附能力在含水溶剂中有下列规律。

①形成氢键的基团越多，吸附能力越强。②成键位置对吸附力有影响，对位、间位酚羟基吸附力大于邻位酚羟基。易形成分子内氢键者，吸附性减弱。③分子中芳香化程度高，则吸附作用增强。

聚酰胺与化合物形成氢键的能力在水中最强，在含水醇中则随着醇浓度的增高而相应减弱，在高浓度醇或其他有机溶剂中则几乎不缔合。通常用水装柱，样品制成水溶液上柱，不同浓度含水醇溶液洗脱，逐渐提高醇的浓度，增强洗脱能力。各种溶剂在聚酰胺柱上的洗脱能力由弱至强的排列顺序：

水→甲醇→丙酮→氢氧化钠水溶液→甲酰胺→二甲基甲酰胺→尿素水溶液。

聚酰胺的样品容量较大，一般每 100ml 聚酰胺粉可上样 1.5~2.5g，可根据具体情况适当增加或减少。不溶样品可用甲醇、乙醇、丙酮、乙醚等易挥发溶剂溶解，拌入干粉中然后减压蒸发除去溶剂，以洗脱剂浸泡装入柱中。

聚酰胺可经精制及再生处理反复使用，用由强大洗脱能力的酸、碱液处理。常用有 10%醋酸、3%氨水及 5%氢氧化钠水溶液等。

2. 分配柱色谱　液-液分配柱色谱是将固定相涂于一种多孔物质（硅胶、硅藻土、纤维粉、微孔聚乙烯粉）的载体上装柱，用与固定相不相互溶的流动相洗脱，进行分离的一种方法。液-液分配柱色谱有正相与反相色谱两种。正相色谱多采用强极性固定相，如水、缓冲液等，流动相则用三氯甲烷、乙酸乙酯、丁醇等弱极性有机溶剂，适用于分离水溶性或极性较大的成分如生物碱、苷类、糖类、有机酸等化合物。反相色谱采用非极性固定相石蜡油，而流动相则用水或甲醇、乙氰等极性溶剂。适用于分离高级脂肪酸、油脂、游离甾体等脂溶性化合物。

方法和吸附柱色谱基本一致，装柱前，先将载体和固定液混合，然后分次移入色谱管中并压紧。样品可溶于固定液，混以少量载体，加在制好的色谱柱上端。流动相需先加固定相混合使之饱和，以避免洗脱过程中两相分配的改变。

3. 葡聚糖凝胶柱色谱 又称凝胶过滤法、凝胶渗透色谱、分子筛过滤等，系利用分子筛作用机制，根据物质分子大小差别进行分离的方法。洗脱体积 V_e 与组分分子量 M 之间有如下关系式：

$$V_e = K_1 - K_2 \lg M$$

式中 K_1、K_2 为常数，故洗脱体积（V_e）取决于分子量（M）的大小，M 越大，则 V_e 越小，先出柱；M 越小，则 V_e 越大，后出柱。

凝胶的种类与性质：商品凝胶种类很多，常用的有葡聚糖凝胶（Sephade G）和羟丙基葡聚糖凝胶（Sephadex LH-20）。葡聚糖凝胶系由平均分子量一定的葡聚糖及交联剂（如环氧氯丙烷）交联聚合而成的三维空间网状结构。

羟丙基葡聚糖凝胶为 Sephadex G-25 经羟丙基化处理得到的产物，具有亲水、亲脂双重性质，不仅可在水中应用，也可在极性有机溶剂或它们与水组成的混合溶剂中溶胀后应用。Sephadex LH-20 除保留 Sephadex G-25 原有的分子筛特性，可按分子量大小分离外，在由极性与非极性溶剂组成的混合溶剂中常常起到反相分配层析的效果，适用于不同类型有机化合物的分离，在生药成分分离中得到越来越广泛的应用。

4. 离子交换柱色谱 是根据物质解离程度差异进行分离的方法。主要适用于天然有机化合物中具有酸性、碱性及两性基团分子的分离。以离子交换树脂作为固定相，以水或缓冲溶液作为流动相，当流动相流过交换柱时，溶液中的中性分子及具有与离子交换树脂交换基团相反电荷的离子将通过柱子流出，而具有相同电荷的离子则与树脂上的交换基团进行离子交换并被吸附在柱上。改变条件，用适当溶剂从柱子上洗脱下来，此种操作称离子交换法。如两种以上的成分被吸附在离子交换剂上，用另一种洗脱液洗脱时，它们的被洗脱能力决定于交换常数。利用被分离物质被洗脱能力的不同进行分离称为离子交换色谱。根据离子交换基团的不同，可将离子交换树脂分为：

阳离子交换树脂：强酸型（$-SO_3^-H^+$）、弱酸型（$-COO^-H^+$）。

阴离子交换树脂：强碱型（$-N^+(CH_3)_3Cl^-$）、弱碱型（$-NH_2 > NH > N$）。

在分离、追踪生药有效部位时，利用离子交换法对生药水提取物的酸性、碱性及两性化合物进行分离。

利用生物碱的碱性强弱差异进行分离。可用强酸性树脂从生药水提物或稀乙醇提取液或乙醇提取部位的水溶部分直接交换生物碱，用氨水或氨性酒精洗脱获得总生物碱，再用其他分离手段分离。另外，采用离子交换层析法选择合适的树脂和缓冲液，可以较好地分离电荷相同且解离程度非常相近的混合物，如有机酸、氨基酸类化合物。

5. 气相色谱法 气相色谱法的流动相为气体，称为载气，通常多为氮气。色谱柱分为填充柱和毛细管柱两种，填充柱内装吸附剂、高分子多孔小球或涂渍固定液的载体。毛细管柱内壁或载体经涂渍或交联固定液。样品注入进样口被加热气化，在色谱柱内，样品中各组分的气、液两相中进行反复分配，因分配系数的不同而达到分离，先后由柱出口进入检测器，产生讯号，由记录仪记录色谱图。根据组分的量与检测响应值（峰面积）成正比，进行定性和定量分析。气相色谱法对含挥发性成分的生药应用较广，精密度高，分离效果比薄层色谱好，但所得数据只有保留时间和峰面积或峰高值，多数情况下是在高温下进行，若成分不气化，就不能进行分析，故应用范围受到限制。

（1）定性分析 利用保留值定性 已知物对照法，根据同一种物质在同一色谱柱上保留时间相同的原理定性。观察被测组分与标准品的保留时间（t_R）是否一致，或将标准品与样品混合后进样，观测对应的色谱峰是否增大。为增加定性可信度，需再选一支与上述色谱柱极性差别较大的色谱柱进一步验证。①利用相对保留值定性：对于组分比较简单的已知范围的混合物，或无已知物的场合，可用此法定性。将所得各组分的相对保留时间（或体积）与色谱手册数据对比定性。②利用保留指数定性：保留指数与温度、固定相及物质的性质有关。在指定的固定相及温度下，保留指数是物质的特征，因而可用文献上发表的保留指数定性，而不必用纯物质。

利用化学反应定性　常用官能团分类测定法，把欲鉴定的色谱馏分，通至官能团分类试剂中，观察试剂的颜色是否发生变化（变色或沉淀），判断该组分含有什么官能团或属于哪类化合物，再参考保留值定性。

两谱联用仪或两谱联用法定性　两谱联用仪常用 GC-MS 仪定性。质谱仪具有足够的灵敏度（可低于 μg 级）及相当快的扫描速度，甚至可以对一个色谱峰的不同部位进行扫描，而且可以测出被分离组分的分子量及推测其结构，因此是鉴别未知组分的重要工具。尚有 GC-FIR 联用仪，但尚不普及。

两谱联用法最常用的是 GC-IR 法。可采用溴化钾收集法和直接冷凝法收集 GC 分离的组分，然后再做 IR 分析定性。亦可收集 GC 组分，与 UV、MS、NMR 联用法或其他分析法结合，以进行定性分析。

（2）定量分析

外标法　即标准曲线法。用待测组分的纯品作对照物质，以对照物质和样品中待测组分的响应信号相比较进行定量的方法。包括配制一系列已知浓度的标准液，在同一操作条件下，按同体积进样，测量其峰面积（或峰高），绘制峰面积（或峰高）与浓度的标准曲线，求出斜率、截距。在完全相同的条件下，准确进样与对照品溶液相同体积的样品溶液，根据待测组分的信号，从标准曲线上查出其浓度，或用回归方程计算。工作曲线法也可以用外标二点法代替。通常截距应为零，若不等于零说明存在系统误差。工作曲线的截距为零时，可用外标一点法（直接比较法）定量。

操作方法为分别精密量取一定量的供试品和对照品溶液，进样，记录色谱图，测量供试品和对照品中待测物质的峰面积（或峰高），计算公式如下。

$$含量（C_x）= C_R \times \frac{A_X}{A_R}$$

式中：C_x 为供试品的浓度；

$\quad\quad A_X$ 为供试品的峰面积或峰高；

$\quad\quad C_R$ 为对照品的浓度；

$\quad\quad A_R$ 为对照品的峰面积或峰高。

面积归一化法　即测量每一个峰的峰面积，单个峰的峰面积除以样品中各峰面积之总和（即总面积），得到该组分的百分数。若操作条件稳定，在一定的进样量范围内，也可用峰高归一化法。

内标法　是在样品中加入一定量纯物质作为内标物，并根据样品和内标物的重量比和相应峰面积（或峰高）比，求得组分的含量。使用内标法时，在样品中加入一定量的标准物质，它可被色谱柱所分离，又不受试样中其他组分峰的干扰，只要测定内标物和待测组分的峰面积与相对响应值，即可求出待测组分在样品中的百分含量。

测定时，首先测出校正因子（f），再取含有内标物质的供试品溶液，进样，记录色谱图，测量供试品中待测成分和内标物质的峰面积或峰高，按下式计算含量：

$$含量（C_X）= f \times \frac{A_X}{A_s/C_s}$$

式中：A_X 为供试品的峰面积或峰高；

　　　C_X 为供试品的浓度；

　　　A_s 为内标物质的峰面积或峰高；

　　　C_s 为内标物质的浓度；

　　　f 为内标法校正因子。

采用内标法，可避免因供试品前处理及进样体积误差对测定结果的影响。

气相色谱法进行定量分析时，有几个重要参数需要考虑，分别是分离度（R）、拖尾因子（T）及校正因子（f）。其定义及计算公式如下：

定量分析时，为便于准确测量，要求定量峰与其他峰的分离度较好，分离度（R）的计算公式为：

$$R = 2（t_{R2} - t_{R1}）/（W_1 + W_2）$$

式中 t_{R2} 为相邻两峰中后一峰的保留时间，t_{R1} 为相邻两峰中前一峰的保留时间，W_1 及 W_2 为此相邻二峰的峰宽度（图1-5）。除另有规定外，分离度应大于1.5。

定量分析时，色谱图中峰的测量可用峰面积法或峰高法。为保证测量精度，当用峰高法测量，应检查测量峰的拖尾因子（T）是否符合规定；拖尾因子（T）计算公式为：

$$T（拖尾因子）= W_{0.05h} / 2d_1$$

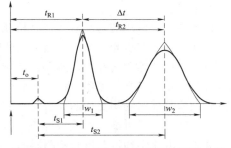

图1-5　气相色谱图中分离度计算的参数

式中 $W_{0.05h}$ 为5%峰高处的峰宽；d_1 为峰顶点至峰前沿之间的距离。除另有规定外，T 应在 0.95～1.05 间。

定量分析时，为了使检测器产生的信号能真实地反映物质的浓度，就要对峰面积（峰高）进行校正，在定量分析时引入校正因子（f）来定量确定物质的浓度。可按各待测生药成分，配制相当于80%、100%和120%的对照品溶液，加入规定量的内标溶液，配成三种不同浓度的溶液，分别注样3次，计算平均校正因子，其相对标准偏差应不大于2.0%。

校正因子（f）的计算公式为：

$$校正因子（f）= \frac{A_s/C_s}{A_R/C_R}$$

式中 A_s 为内标物质的峰面积或峰高，A_R 为对照品（或待测杂质对照品）峰面积或峰高，C_s 为内标物质的进样浓度，C_R 为对照品（或杂质对照品）的进样浓度。

6. 高效液相色谱法　高效液相色谱法是将具有不同极性的单一溶剂或不同比例的混合溶剂、缓冲液等作为流动相。用泵将流动相压入装有填充剂的色谱柱，经进样阀注入供试品，由流动相带入柱内，在柱内各成分被分离后，依次进入检测器，由记录仪或积分仪记录色谱信号。

（1）对仪器的一般要求和色谱条件　所用仪器为高效液相色谱仪，由高压输液泵、进样器、色谱柱、检测器、积分仪或数据处理系统组成。色谱柱内径一般为3.9～4.6mm。填充剂粒径 3~10μm。

色谱柱 反相色谱系统使用非极性填充剂，常用的色谱柱填充剂为化学键合硅胶，以十八烷基硅烷键合硅胶最为常用，辛基硅烷键合硅胶和其他类型的硅烷键合硅胶（如氰基键合硅烷和氨基键合硅烷相等）也有使用。正相色谱系统使用极性填充剂，常用的填充剂有硅胶等。离子交换色谱系统使用离子交换填充剂；分子排阻色谱系统使用凝胶或高分子多孔微球等填充剂；对映异构体的分离通常使用手性填充剂。填充剂的性能（如载体的形状、粒径、孔径、表面积、键合基团的表面覆盖度、含碳量和键合类型等）以及色谱柱的填充，直接影响供试品的保留行为和分离效果。应根据被分离物质的性质来选择合适的色谱柱。温度会影响分离效果，以硅胶为载体的键合固定相的使用温度通常不超过40℃，为改善分离效果可适当提高色谱柱的使用温度，但一般不宜超过60℃。流动相的 pH 值应控制在 2~8 的。当 pH 大于 8 时，可使载体硅胶溶解；当 pH 小于 2 时，与硅胶相连的化学键合相易水解脱落。当色谱系统中需使用 pH 值大于 8 的流动相时，应选用耐碱的填充剂，如采用高纯硅胶为载体并具有高表面覆盖度的键合硅胶填充剂、包裹聚合物填充剂、有机-无机杂化填充剂或非硅胶基键合填充剂等；当需使用 pH 值小于 2 的流动相时，应选用耐酸的填充剂，如具有大体积侧链能产生空间位阻保护作用的二异丙基或二异丁基取代十八烷基硅烷键合硅胶填充剂、有机-无机杂化填充剂等。

检测器 最常用的检测器为紫外检测器，包括二极管阵列检测器、其他常见的检测器有荧光检测器、示差折光检测器、蒸发光散射检测器、电化学检测器和质谱检测器等。紫外、荧光、电化学检测器为选择性检测器，其响应值不仅与供试品溶液的浓度有关，还与化合物的结构有关；示差折光检测器和蒸发光散射检测器为通用型检测器，对所有的化合物均有响应；蒸发光散检测器对结构类似的化合物，其响应值几乎仅与供试品的质量有关；二极管阵列检测器可以同时记录供试品的吸收光谱，故可用于供试品的光谱鉴定和色谱峰的纯度检查。紫外、荧光、电化学和示差折光检测器的响应值与供试品溶液的浓度在一定范围内呈线性关系，但蒸发光散射检测器响应值与供试品溶液的浓度通常呈指数关系，故进行计算时，一般需经对数转换。不同的检测器，对流动相的要求不同。如采用紫外检测器，所用流动相应符合紫外——可见分光光度法对溶剂的要求；采用低波长检测时，还应考虑有机相中有机溶剂的截止使用波长，并选用色谱级有机溶剂。蒸发光散射检测器和质谱检测器通常不允许使用含不挥发盐组分的流动相。

流动相 反相色谱系统的流动相首选甲醇-水系统（采用紫外末端波长检测时，首选乙腈-水系统），如经试用不适合时，再选用其他溶剂系统。应尽可能少用含有缓冲液的流动相，必须使用时，应尽可能少用含有缓冲液的流动相，必须使用时，应尽可能选用含较低浓度缓冲液的流动相。由于 C_{18} 链在水相环境中不易保持伸展状态，故对于十八烷基硅烷键合硅胶为固定相的反相色谱系统，流动相中有机溶剂的比例通常应不低于 5%，否则 C_{18} 链的随机卷曲将导致组分保留值变化，造成色谱系统不稳定。一般固定相种类、流动相组分、检测器类型不得改变，其余如色谱柱内径、长度、载体粒度、流动相流速、混合流动相各组分的比例、柱温、进样量、检测器的灵敏度等，均可适当改变，以适应供试品并达到系统适用性试验的要求。其中，调整流动相组分比例时，以小比例组分的百分比例 X 小于等于 33% 时，允许改变范围为 0.7X~1.3X，当 X 大于 33% 时，允许改变范围为 X-10%~X+10%。

（2）系统适用性试验 色谱系统的适用性试验通常包括理论板数、分离度、重复性和拖尾因子等四个指标。其中，分离度和重复性是尤为重要。

对色谱系统进行适用性试验,即用规定的对照品溶液或系统适用性试验溶液在规定的色谱系统进行试验,必要时,可对色谱系统进行适当调整,以符合要求。

色谱柱的理论板数(n) 用于评价色谱柱的分离效能。由于不同物质在同一色谱柱上的色谱行为不同,采用理论板数作为衡量柱效能的指标时,应指明测定物质,一般为待测组分或内标物质的理论板数。

在选定的色谱条件下,注入供试品溶液或内标物质溶液,记录色谱图,量出供试品主成分峰或内标物质峰的保留时间 t_R 和峰宽(W)或半高峰宽($W_{h/2}$),按 $n = 16 (t_R/w)^2$ 或 $n = 5.54 (t_R/W_{h/2})^2$ 计算色谱柱的理论板数。

分离度(R) 用于评价待测组分与相邻共存物或难分离物质之间的分离程度,是衡量色谱系统效能的关键指标。可以通过测定待测物质与已知杂质的分离度,也可以通过测定待测组分与某一添加的指标性成分(内标物质或其他难分离物质)的分离度,或将供试品或对照品用适当的方法降解,通过测定待测组分与某一降解产物的分离度,对色谱系统进行评价与控制。

无论是定性鉴别还是定量分析,均要求待测峰与其他峰、内标峰或特定的杂质对照峰之间有较好的分离度。除另外有规定外,待测组分与相邻共存物之间的分离度应大于1.5。分离度的计算公式为:

$$R = 2 (t_{R2} - t_{R1}) / (W_1 + W_2)$$

式中:t_{R2} 为相邻两峰中后一峰的保留时间;t_{R1} 为相邻两峰中前一峰的保留时间;W_1、W_2 分别为此相邻两峰的峰宽。

灵敏度 用于评价色谱系统检测微量物质的能力,通常以信噪比(S/N)来表示。通过一系列不同浓度的供试品或对照品溶液来测定信噪比。定量测定时,信噪比应部小于10;定性测定时,信噪比应小于3。系统适用性试验中可以设置灵敏度实验溶液来评价色谱系统的检测能力。

拖尾因子(T) 用于评价色谱峰的对称性。为保证分离效果和测量精度,应检查待测峰的拖尾因子是否符合各品种项下的规定。拖尾因子(T)计算公式同气相色谱法。

$$T (拖尾因子) = W_{0.05h} / 2d_1$$

式中:$W_{0.05h}$ 为 5% 峰高处的峰宽;d_1 为峰顶点至峰前沿之间的距离。除另有规定外,T 值应在 0.95～1.05 之间。

重复性 用于评价连续进样中,色谱系统响应值的重复性能。采用外标法时,通常取各品种项下的对照品溶液,连续进样 5 次,除另有规定外,其峰面积测量值的相对标准偏差应不大于 2.0%;采用内标法时,通常配制相当于 80%、100% 和 120% 的对照品溶液,加入规定量的内标溶液,配成 3 种不同浓度的溶液,分别至少进样 2 次,计算平均校正因子。其相对标准偏差也应不大于 2.0%。

(3)定性分析

利用已知标准样品定性 利用标准样品对未知化合物定性是最常用的液相色谱定性方法。由于每一种化合物在特定的色谱条件下(流动相组成、色谱柱、柱温等相同),其保留值具有特征性,因此可以利用保留值进行定性。

利用检测器的选择性定性 同一种检测器对不同种类的化合物的响应值是不同的,而不同的检测器对同一种化合物的响应也是不同的。所以当某一被测化合物同时被两种或两种以上检测器检测时,两个或几个检测器对被测化合物的检测灵敏度比值是与被测化合物的性质密切相关的，可以用来对被测化合物进行定性分析。

利用紫外检测器全波长扫描功能定性 紫外检测器是液相色谱中使用最广泛的一种检测器。全波长扫描紫外检测器可以根据被检测化合物的紫外光谱图提供一些有价值的定性信息。

传统的方法是在色谱图上某组分的色谱出现极大值即最高浓度时，通过停泵等手段，使组分在检测池中滞留，然后对检测池中的组分进行全波长扫描，得到该组分的紫外–可见光谱图；再取可能的标准样品按同样方法处理。对比两者光谱图即能鉴别出该组分与标准样品是否相同。对于某些有特殊紫外谱图的化合物，也可以通过对照标准谱图的方法来识别化合物。

（4）定量分析

内标法 同气相色谱法。精密称（量）取对照品和内标物质，分别配成溶液，精密量取各适量，混合配成校正因子测定用的对照溶液。取一定量注入仪器，记录色谱图。测量对照品和内标物质的峰面积或峰高，计算校正因子。再取供试品含有内标物质的供试品溶液，注入仪器，记录色谱图，测量供试品中待测成分和内标物质的峰面积或峰高，计算出含量。

外标法 同气相色谱法。精密称（量）取对照品和供试品，配制成溶液，分别精密取一定量，注入仪器，记录色谱图，测量对照品溶液和供试品溶液中待测成分的峰面积（或峰高），计算含量。由于微量注射器不易精确控制进样量，当采用外标法测定供试品中成分或杂质含量时，以定量环或自动进样器进样为好。

加校正因子的主成分自身对照法 主要是针对生药成分杂质测定用，因某一杂质与主成分在某一波长下的响应因子不在 0.9~1.1 范围内，可考虑采用加校正因子的主成分自身对照法。测定校正因子后，用于校正杂质的实测峰面积。需做校正因子的杂质，通常以主成分为参照，采用相对保留时间定位，其数值载入杂质项下。也可精密称（量）取主成分对照品和杂质对照品各适量，分别配制不同浓度的溶液，进样，记录色谱图，绘制主成分浓度和杂质浓度对其峰面积的回归曲线，以主成分回归直线斜率与杂质回归直线斜率的比计算校正因子。

不加校正因子的主成分自身对照法 测定杂质含量时，若没有杂质对照品，也可采用不加校正因子的主成分自身对照法。同上述 C 法配制对照溶液并调节检测灵敏度后，取供试品溶液和对照溶液适量，分别进样，前者记录时间，除另有规定外，应为主成分色谱峰保留时间的 2 倍，测量供试品溶液色谱图上各杂质的峰面积并与对照溶液主成分的峰面积比较，计算杂质含量。若供试品所含的部分杂质未与溶剂峰完全分离，则按规定先记录供试品溶液的色谱图 I，再记录等体积纯溶剂的色谱图 II。色谱图 I 上杂质峰的总面积（包括溶剂峰），减去色谱图 II 上的溶剂峰面积，即为总杂质峰的校正面积。然后依法计算。

面积归一化法 配制供试品溶液，取一定量注入仪器，记录色谱图。测量各峰的面积和色谱图上除溶剂峰以外的总色谱峰面积，计算各峰面积占总峰面积的百分率。用于杂质检查时，由于峰面积归一化法测定误差大，因此，通常只能用于粗略考察供试品中的杂质含量。除另有规定外，一般不宜用于微量杂质的检查。

高效液相色谱法适于分析高沸点不易挥发的、受热不稳定易分解的、分子量大、不同极性的多种生药成分，而易挥发低沸点及中等分子量的生药成分，只能用气相色谱法进行分析。高效液相法进行生药分析具有快速、灵敏和准确的特点。比气相色谱法有适用范围广、流动相选择性广、色谱柱可反复应用，以及流出组分容易收集等优点，已广泛应用于生药及其制剂的质量分析，现已逐渐成为生药成分定量方法的主流。

此外，人们还试图应用核磁共振光谱、X 射线衍射法与差热分析法等新技术应用于生药的理化鉴别中。

从上述各种色谱和光谱分析结果中，获取能反映生药本质的特征数据，并解析成计算机能接受的数量化矩阵，应用化学模式识别法，建立判别函数和计算机识别程序，用于生药的真伪鉴别和品质评价，并在人参、厚朴、黄芩等生药应用研究中取得突破性的进展。随着科学的进展，生药理化鉴别的标准化、计算机化将在不久的将来成为现实。

（王剑波）

第二章　验证性实验

实验一　生药的水分及灰分测定

【实验目的】

1. 掌握生药水分的测定方法。
2. 掌握生药的总灰分和酸不溶性灰分的测定方法。

【实验材料】　石菖蒲，大黄。

【仪器与试剂】

1. 仪器　分析天平，天平，扁形称量瓶，干燥器，长刷，水分测定器，量筒（250ml），表面皿，坩埚，烘箱，马福炉，定量滤纸（无灰滤纸）等。

2. 试剂　甲苯（化学纯），亚甲蓝，无水氯化钙，五氧化二磷，10%硝酸铵，稀盐酸等。

【内容与方法】

一、水分测定方法

供测定用的生药样品，一般先破碎成直径不超过 3mm 的颗粒或碎片，直径和长度在 3mm 以下的花类、种子类、果实类药材，可不破碎。

1. 烘干法　适用于不含或少含挥发性成分的生药。取样品 2~5g，平铺于干燥至恒重的扁形称量瓶中，厚度不超过 5mm，疏松样品不超过 10mm，精密称定，打开瓶盖在 100~105℃干燥 5 小时，将瓶盖盖好，移置干燥器中，冷却 30 分钟，精密称定，再在上述温度干燥 1 小时，冷却，称重，至连续 2 次称重的差异不超过 5mg 为止。根据减失的重量，计算供试品中含有水分的百分数。

2. 甲苯法　适用于含挥发性成分的生药。

仪器装置如图 2-1 所示。A 为 500ml 的短颈圆底烧瓶；B 为水分测定管；C 为直形冷凝管，外管长 40cm。使用前，全部仪器应清洁，并置烘箱中烘干。

测定：取样品适量（约相当于含水量 1~4ml），精密称定，置 A 瓶中，加甲苯约 200ml，必要时加入干燥洁净的沸石或玻璃珠数粒。连接各部分仪器，自冷凝管顶端加入甲苯，至充满 B 管的狭细部分。将 A 瓶置电热套中或用其他适宜方法缓缓加热，待甲苯开始沸腾时，调节温度，使每秒钟馏出 2 滴。待水分完全馏出，即测定管刻度部分的水量不再增加时，将冷凝管内部先用甲苯冲洗，再用饱蘸甲苯的长刷或其他适宜方法，将管壁上附着的甲苯推下，继续蒸馏 5 分钟，放冷至室温，拆卸装置，如有水黏附在 B 管的管壁上，可用蘸甲苯的铜丝推下，放置，使水分与甲苯完全分离（可加亚甲蓝粉末少许，使水染成蓝色，以便分离观察）。检读水量，计算供试品中含有水分的百分数。

注：用化学纯甲苯直接测定，必要时甲苯可先加少量蒸馏水，充分振摇后放置，将水层分离弃去，经蒸馏后使用。

3. 减压干燥法　适用于含有挥发性成分的贵重药品。

减压干燥器装置：取直径 12cm 左右的培养皿，加入新鲜五氧化二磷干燥剂适量，使铺成 0.5～1cm 的厚度，放入直径 30cm 的减压干燥器中。

测定法：取供试品 2～4g，混合均匀。分取 0.5～1g，置已在供试品同样条件下干燥并称重的称瓶中，精密称定，打开瓶盖，放入上述减压干燥器中，减压至 2.67kPa（20mmHg）以下持续半小时，室温放置 24 小时。在减压干燥器出口连接新鲜无水氯化钙干燥管，打开活塞，待内外压一致，关闭活塞，打开干燥器，盖上瓶盖，取出称瓶迅速精密称定重量，计算供试品中含有水分的百分数。

五氧化二磷和无水氯化钙为干燥剂，应及时更换。

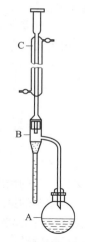

图 2-1　水分测定装置
A. 圆底烧瓶；B. 水分测定管；
C. 直形冷凝管

二、灰分测定方法

总灰分测定法：供测定样品须粉碎，使能通过 2 号筛，混合均匀后，称取样品 2～3g（如需测定酸不溶性灰分，可取 3～5g），置炽灼至恒重的坩埚中，称定重量（准确至 0.01g），缓缓炽热，注意避免燃烧，至完全炭化时，逐渐升高温度至 500～600℃，使完全灰化并至恒重。根据残渣重量，计算供试品中含总灰分的百分数。如样品不易灰化，可将坩埚放冷，加热蒸馏水或 10% 硝酸铵溶液 2ml，使残渣湿润，然后置水浴上蒸干，残渣照前法灼炽，至坩埚内容物完全灰化。

酸不溶性灰分测定法：取上项所得的灰分，在坩埚中加入稀盐酸约 10ml，用表面皿覆盖坩埚，置水浴上加热 10 分钟，表面皿用热蒸馏水 5ml 冲洗，洗液并入坩埚中，用无灰滤纸滤过，坩埚内的残渣用蒸馏水洗于滤纸上，并洗涤至洗液不显氯化物反应为止，滤渣连同滤纸移至同一坩埚中，干燥，炽灼至恒重。根据残渣重量，计算供试品中含酸不溶性灰分的百分数。

三、实验内容

1. 石菖蒲的水分测定

（1）选择合适的水分测定方法测定石菖蒲的含水量。

（2）设计实验流程与步骤，准备实验仪器，安装水分测定装置，称取石菖蒲 30g，按实验步骤进行水分测定。

（3）计算石菖蒲含水量，并判断含水量是否合格（不得超过 12%）。

2. 大黄的灰分测定

（1）选择大黄合适的灰分测定方法。

（2）设计实验流程与步骤，准备实验仪器，安装灰分测定装置，精密称取大黄样品 5g，按实验步骤进行灰分测定。

（3）计算大黄样品的总灰分和酸不溶性灰分含量，判断灰分含量是否合格（总灰分不超过 10%，酸不溶性灰分不超过 8%）。

【实验报告】

1. 写出石菖蒲水分测定的实验报告。
2. 写出大黄灰分测定的实验报告。

（段静雨）

实验二　生药的浸出物和挥发油含量测定

【实验目的】

1. 掌握生药的浸出物测定方法。
2. 掌握生药的挥发油含量测定方法。

【实验材料】 大黄，肉桂。

【仪器与试剂】

1. 仪器：分析天平，锥形瓶（250ml、500ml），移液管（20ml、25ml、50ml、100ml），干燥器，蒸发皿，回流装置，干燥器，挥发油测定器等。

2. 试剂：乙醇，二甲苯等。

【内容与方法】

一、浸出物测定方法

供测定的生药样品须粉碎，使能通过 2 号筛，并混合均匀。

1. 水溶性浸出物测定

（1）冷浸法：取样品约 4g，称定重量（准确至 0.01g），置 250ml 的锥形瓶中，精密加入水 100ml，塞紧，冷浸，前 6 小时内时时振摇，再静置 18 小时，用干燥滤器迅速滤过，精密量取滤液 20ml，置已干燥至恒重的蒸发皿中，在水浴上蒸干后，于 105℃干燥 3 小时，移置干燥器中，冷却 30 分钟，迅速精密称定重量，以干燥品计算供试品中含水溶性浸出物的百分数。

（2）热浸法：取样品约 2～4g，称定重量（准确至 0.01g），置 250ml 的锥形瓶中，精密加入水 100ml，塞紧，称定重量，静止 1 小时后，连接回流冷凝管，加热至沸腾，并保持微沸 1 小时。放冷后，取下锥形瓶，塞紧，称定重量，用水补足减失的重量，摇匀，用干燥滤器滤过。精密量取滤液 20ml，置已干燥至恒重的蒸发皿中，在水浴上蒸干后，于 105℃干燥 3 小时，移置干燥器中，冷却 30 分钟，迅速精密称定重量，以干燥品计算供试品中含水溶性浸出物的百分数。

2. 醇溶性浸出物测定 取适当浓度的乙醇或甲醇代替水为溶媒。照水溶性浸出物测定法进行（热浸法须在水浴上加热）。

3. 挥发性醚溶性浸出物测定 取供试品（过 4 号筛）2～5g，精密称定，置五氧化二磷干燥器中干燥 12 小时。置索氏提取器中，加乙醚适量，除另有规定外，加热回流 8 小时，取乙醚液，置干燥至恒重的蒸发皿中，放置通风橱，挥去乙醚，残渣置五氧化二磷干燥器中干燥 18 小时，精密称定，缓缓加热至 105℃，并于 105℃干燥至恒重。其减失重量即为挥发性醚浸出物的重量。

二、挥发油含量测定方法

测定用的样品，一般须粉碎使能通过 2~3 号筛，并混合均匀。

仪器装置如图 2-2 所示。（注：装置中挥发油测定的支管分岔处应与基准线平行）

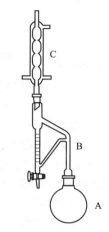

1. 甲法　适用于测定相对密度在 1.0 以下的挥发油。取样品适量（约相当于含挥发油 0.5~1.0ml），稳定重量（准确至 0.01g），置 1000ml 的烧瓶中，加水 300~500ml（或适量）与玻璃珠数粒，振摇混合后，连接挥发油测定器与回流冷凝管。自冷凝管上端加水使充满挥发油测定器（有 0.1ml 的刻度）的刻度部分，并溢流入烧瓶时为止，置电热套中或用其他适宜方法缓缓加热至沸，并保持微沸约 5 小时，至测定器中油量不再增加，停止加热，放置片刻，开启测定器下端的活塞，将水缓缓放出，至油层上端到达刻度 0 线上面 5mm 处为止。放置 1 小时以上，再开启活塞使油层下降至其上端恰与刻度 0 线平齐，读取挥发油量，并计算供试品中含挥发油的百分数。

图 2-2　挥发油测定装置
A. 圆底烧瓶；B. 挥发油测定器；
C. 直形冷凝管

2. 乙法　适用于测定相对密度在 1.0 以上的挥发油。取水约 300ml 与玻璃珠数粒，置烧瓶中，连接挥发油测定器，自测定器上端加水使充满刻度部分，并溢流入烧瓶时为止，再用移液管加入二甲苯 1ml，然后连接回流冷凝管。将烧瓶内容物加热至沸腾，并继续蒸馏，其速度以保持冷凝管的中部呈冷却状态为度，30 分钟后，停止加热，放置 15 分钟以上，读取二甲苯的容积。然后照甲法自"取样品适量"起，依法测定，自油层量中减去二甲苯量，即为挥发油量，再计算供试品含有挥发油的百分数。

三、实验内容

1. 大黄水溶性浸出物含量测定

（1）选择水溶性浸出物测定法项下的热浸法测定大黄的浸出物。

（2）设计实验流程与步骤，准备实验仪器，安装浸出物测试装置。取大黄样品 4g，精密称定，按实验步骤进行浸出物测定。

（3）计算大黄样品的浸出物含量，判断是否合格（照水溶性浸出物测定法项下的热浸法测定，不得少于 25.0%）。

2. 肉桂中挥发油的含量测定

（1）选择甲法测定肉桂中挥发油的含量。

（2）设计实验流程与步骤，准备实验仪器，安装挥发油测试装置。取肉桂样品 100g，按实验步骤进行挥发油的测定。

（3）计算肉桂挥发油的含量，判断是否合格［不得少于 1.2%（ml/g）］。

【实验报告】

1. 写出大黄水溶性浸出物含量测定的实验报告。

2. 写出肉桂挥发油含量测定的实验报告。

（段静雨）

实验三　生药的薄层色谱鉴定

【实验目的】

1. 熟悉生药的薄层色谱鉴定特征及方法。

2. 掌握生药的薄层色谱鉴定技术。

【实验材料】

药材：大黄，苍术粉末。

对照药材：大黄，苍术。

对照品：大黄酸，苍术素。

【仪器与试剂】

1. 仪器　烤板机，硅胶 H-CMC-Na 薄层板，硅胶 G 薄层板，容量瓶，锥形瓶，烧杯，水浴锅，圆底烧瓶，紫外分析灯，层析缸，毛细管等。

2. 试剂　甲醇，盐酸，乙醚，三氯甲烷，石油醚，甲酸乙酯，甲酸，丙酮，浓氨水等。

【内容与方法】

1. 大黄的鉴定

供试品溶液制备：取本品粉末 0.1g，加甲醇 20ml，浸泡 1 小时，滤过，取滤液 5ml，蒸干，残渣加水 10ml 使溶解，再加盐酸 1ml，加热回流 30 分钟，立即冷却，用乙醚分 2 次振摇提取，每次 20ml，合并乙醚液，蒸干，残渣加三氯甲烷 1ml 使溶解，作为供试品溶液。

对照品溶液制备：取大黄对照药材 0.1g，同法制成对照药材溶液；另取大黄酸对照品，加甲醇制成每 1ml 含 1mg 的溶液，作为对照品溶液。

薄层板：硅胶 H-CMC-Na 薄层板。

点样：供试品溶液与对照药材溶液及对照品溶液分别点样 4μl。

展开剂：石油醚（30~60℃）-甲酸乙酯-甲酸（15：5：1）的上层溶液。

显色：置紫外光灯（365nm）下检视；再置氨蒸气中熏数分钟。

显色结果：紫外光灯（365nm）下，供试品色谱中，在与对照药材色谱相应的位置上，显相同的五个橙黄色荧光斑点；在与大黄酸对照品色谱相应的位置上，显相同的橙黄色荧光斑点；经氨蒸气熏后，斑点变为红色。

2. 苍术的鉴定

供试品溶液制备：取本品粉末 0.8g，加甲醇 10ml，超声处理 15 分钟，滤过，取滤液作为供试品溶液。

对照品溶液制备：另取苍术对照药材 0.8g，同法制成对照药材溶液。再取苍术素对照品，加甲醇制成每 1ml 含 2mg 的溶液，作为对照品溶液。

薄层板：硅胶 G 薄层板。

点样：吸取供试品溶液和对照药材溶液各 6μl，对照品溶液 2μl。

展开剂：石油醚（60~90℃）-丙酮（9：2）溶液。

显色条件：喷以 10% 硫酸乙醇溶液，加热至斑点显色清晰。

显色结果：供试品色谱中，在与对照药材色谱和对照品色谱相应的位置上，显相同颜色的斑点。

【实验报告】

1. 记录生药色谱结果，并绘薄层色谱图。

2. 记录供试品溶液与对照品溶液或对照药材溶液的 R_f 值。

（李　坤）

实验四　生药的化学定性及显微化学鉴别

【实验目的】

1. 掌握生药中糖类、苷类、生物碱、鞣质的理化性质和定性反应。
2. 掌握生药中显微化学鉴别方法。
3. 熟悉主要鉴别反应的原理。

【实验材料】药材粉末：黄芩，大黄，桔梗，百部，夹竹桃，白芷，苦杏仁，牡丹皮，党参，五倍子，儿茶。

【仪器与试剂】

1. 仪器　锥形瓶，漏斗，试管，试纸，滴管，烧杯，水浴锅，圆底烧瓶，蒸发皿，显微镜，载玻片，盖玻片，解剖针，镊子，刀片，培养皿，擦镜纸，纱布，酒精灯等。

2. 试剂　蒸馏水，乙醇，三氯甲烷，10%盐酸，10%氢氧化钠，碱性酒石酸铜试剂，乙醚，α-萘酚试剂，氢氧化钾溶液，硫酸亚铁溶液，5%三氯化铁溶液，1%醋酸镁甲醇液，浓盐酸，镁粉，1%三氯化铝甲醇液，2%红细胞悬浮液，醋酸酐-硫酸，冰醋酸，3,5-二硝基苯甲酸乙醇液，碘化铋钾，碘化汞钾，硅钨酸，碘-碘化钾，10%醋酸铅液，新配制的饱和石灰水，饱和溴水，三氯化铁液，苦味酸钠，硫酸等。

【内容与方法】

一、化学定性鉴别实验

1. 黄酮类成分的鉴别　取黄芩粉末 0.5g 于锥形瓶中，加乙醇 10ml，水浴温热 5 分钟，滤过，得滤液。

（1）盐酸-镁粉还原反应　取上述滤液 2ml 于试管，加镁粉少许振摇，滴加几滴浓盐酸，产生许多气泡，同时溶液显红色。

（2）三氯化铁反应　取上述滤液 2ml 于试管，加 1%三氯化铁甲醇溶液 1ml，振摇，即发生橘黄色沉淀。

2. 蒽醌类成分的鉴别

（1）Bornträger 反应　取大黄粉末 0.1g 于试管中，于试管中，加 10%氢氧化钠溶液 2ml，振摇后过滤，得红色的滤液，加 10%盐酸酸化后，溶液转为黄色；加乙醚 2ml，振摇后静置分层，乙醚层显黄色，分取醚层于另一试管中，加氢氧化钠溶液 1ml，振摇，水层又显红色。

（2）醋酸镁反应　取大黄粉末 0.2g 于试管中，加乙醇 3ml，水浴温热 5 分钟，滤过，得滤液，加入 1%醋酸镁甲醇液 2 滴，振摇后观察，溶液渐呈橙红色。

3. 皂苷类成分的鉴别　取桔梗粗粉 1g，置锥形瓶中，加生理盐水 15ml，水浴加热 20 分钟，滤过。

（1）泡沫实验　取上述滤液 2ml，置试管中，密塞或以手指压住管口，强烈振摇数分钟，观察是否产生大量泡沫，放置 10 分钟后，再记录泡沫的高度。

（2）溶血试验　将 2%红细胞悬浮液滴于载玻片上，盖上盖玻片，置显微镜下，观察红细胞形状，然后于盖玻片边缘滴加桔梗滤液，观察有无溶血现象。如红细胞破裂溶解，为阳性反应。

（3）Libermann 反应　取知母粉末 2g，加乙醇 5ml，振摇后放置 20 分钟，取上清液 1ml，水浴蒸干，加醋酐 1ml 溶解残渣，移入小试管，沿管壁加浓硫酸 1ml，出现由黄-红-紫色或绿褐色变化。

4. 生物碱类成分的鉴别　取百部粉末 2g，加蒸馏水 25ml，并滴加数滴盐酸，使呈酸性。在 60℃水浴上加热 15 分钟，过滤，滤液分装 5 支试管，其中一支作为空白对照，其余供作以下试验：

（1）碘化汞钾试剂：滴加碘化汞钾试剂，产生白色沉淀。

（2）碘化铋钾试剂：滴加碘化铋钾试剂，产生橘红色或红棕色沉淀。

（3）碘-碘化钾试剂：滴加碘-碘化钾试剂，产生棕色沉淀。

（4）硅钨酸试剂：滴加硅钨酸试剂产生淡黄色或灰白色沉淀。

5. 强心苷类成分的鉴别　取夹竹桃叶粉末 0.1g，加 70% 乙醇 15ml，再加 10% 醋酸铅 2ml，水浴煮沸 5 分钟，滤过，得滤液。

（1）Keller-Kiliani 反应（K-K 反应）　取夹竹桃滤液 2ml 于蒸发皿中，水浴蒸干，加三氯化铁-冰醋酸溶液 1ml 使残渣溶解，并转移入小试管中，沿管壁缓慢加入浓硫酸 1ml，观察两液层交界处有无棕色环产生，冰醋酸层显蓝绿色。

（2）Kedde's 反应　取滤液 5ml，加新配制的 3，5-二硝基苯甲酸乙醇溶液 1ml，溶液显紫红色。

6. 香豆素类成分的鉴别　异羟肟酸铁反应：取白芷粉末约 0.5g，置具塞试管中，加乙醚 3ml，振摇 5 分钟后，静置 20 分钟，取上清液 1ml 于另一试管中，加 7% 盐酸羟胺甲醇溶液与 20% 氢氧化钾甲醇溶液各 2~3 滴，摇匀，置水浴上微热，冷却后，加稀盐酸调节 pH 至 3~4，再加 1% 三氯化铁乙醇溶液 1~2 滴，溶液呈紫红色。

7. 氰苷类成分的鉴别

（1）苦味酸钠试验　取苦杏仁粗粉约 0.5g，置具塞试管中，加水适量湿润，管内悬挂一条苦味酸钠试纸，密塞，将试管置 60℃水浴温热，观察试纸逐步由黄色变为砖红色。

（2）普鲁士蓝试验　取苦杏仁粗粉约 0.5g，置试管中，加水适量湿润，立即用滤纸包扎管口，滤纸用 1~2 滴氢氧化钾溶液湿润，将试管置 60℃水浴温热约 10 分钟后，于试纸上加硫酸亚铁溶液 1 滴，并加稀盐酸和 5% 三氯化铁溶液各 1 滴，滤纸即显蓝色。

8. 酚苷类成分的鉴别　取牡丹皮粉末约 0.5g，加乙醇 5ml，水浴温热 5 分钟，取上清液 2ml 于试管中，滴加 1% 三氯化铁乙醇溶液 1~2 滴，溶液呈紫红色。

9. 单糖、多糖与苷类成分的鉴别　取党参粉末约 0.5g，置 50ml 三角烧瓶中，加蒸馏水 10ml，瓶口放一小漏斗（空气冷凝，防止水分蒸发过多），水浴温热数分钟，滤过，药渣中加适量水，再滤过，合并滤液至 10ml，备用。

（1）费林试验（Fehling 试验）　取滤液 1m 于 50ml 烧杯中，加碱性酒石酸铜试剂（Fehling 试剂）8ml（临用时由甲液与乙液等量混合而成），置沸水浴加热 5 分钟，观察有无砖红色沉淀产生（如有沉淀，表明含还原糖），整个反应过程中，反应液应保持蓝色，否则应适当添加 Fehling 试剂至蓝色不褪，继续加热 5 分钟，放冷，滤过，滤液加 10% 盐酸，使反应液的 pH 为 1~2，再在沸水浴加热 10 分钟（水解），放冷，加 10% 氢氧化钠溶液，使反应液呈中性，再加 Fehling 试剂 8ml，沸水浴加热数分钟，观察有无砖红色沉淀产生（如有沉淀，表明含多糖和苷类）。记录水解前后沉淀量的多少（以"＋＋＋"表示很多，"＋＋"表示较多，"±"表示很少）。

（2）α-萘酚试验（Molish 反应）　取滤液 1ml 于大试管中，加 α-萘酚试剂 2～3 滴，摇匀，沿管壁缓缓滴加浓硫酸 1ml，轻放试管架上，保留两层液面，观察两液面交界处有无形成紫红色环。

10. 鞣质类的鉴别　分别取五倍子与儿茶粗粉约 2g，加水 20ml，40～50℃水浴加热 20 分钟，冷却，滤过，五倍子滤液和儿茶滤液分别各置 5 支试管，依次加入下述试剂，观察溶液变化（表 2-1）。

表 2-1　鞣质类的鉴别

试　剂	五倍子（可水解鞣质）	儿茶（缩合鞣质）
醋酸铅溶液	乳白色沉淀	淡黄色沉淀，易溶于稀醋酸
新配制的饱和石灰水	青灰色沉淀	棕色或红棕色沉淀
饱和溴水	无沉淀	黄色或橙红色沉淀
三氯化铁溶液	溶液显蓝色或蓝黑色并有沉淀	溶液显绿色或绿黑色或沉淀

二、显微化学鉴别实验

1. 细胞壁的组成

（1）木质化细胞壁　一般取新鲜植物材料的切片置载玻片上，先加 40% 盐酸 1～2 滴，3～5 分钟后，待材料被盐酸浸透，再加 5% 间苯三酚乙醇溶液，含有木质素的细胞壁就变成樱红色或紫红色。导管、管胞、纤维和石细胞等的细胞壁中木质素丰富，因此它们的颜色反应十分明显，内皮层细胞壁的凯氏点处的木质素也很丰富，也常用此反应来确定它在组织切片中的存在。

（2）木质化或角质化细胞壁　一般取新鲜植物材料作徒手切片或取粉末少量置载玻片上，加苏丹Ⅲ溶液，加盖玻片后镜检，木栓化细胞壁显橘红色，红色或紫红色。

2. 细胞后含物

（1）淀粉粒　取生药粉末少量置载玻片上，加碘溶液装片，淀粉粒呈蓝色或紫红色。

（2）草酸钙结晶　取生药粉末少量置载玻片上，加稀草酸装片，镜检，可见草酸钙不溶解，沿盖玻片边缘加 1～2 滴稀硫酸，草酸钙结晶溶解，片刻后，析出硫酸钙针晶。

（3）蛋白质（糊粉粒）　细胞内贮存的蛋白质是无生命的，呈较稳定的，无定形的，结晶状的或固定形态的糊粉粒。糊粉粒是植物细胞中蛋白质存在的主要方式。一般取新鲜植物材料的切片置载玻片上，先加 95% 乙醇溶解脂肪，再加碘-碘化钾溶液，糊粉粒就变为黄色或棕色颗粒。

（4）乳汁，脂肪油，挥发油　取新鲜植物材料的切片置载玻片上，加苏丹Ⅲ溶液，稍加热，加盖玻片后镜检，可见乳汁管中的乳汁，脂肪油，挥发油可被染成红色。

【实验报告】

1. 记录各鉴别反应的步骤与结果，并说明反应原理（可用化学反应式表示）。

2. 绘制显微化学鉴别的显微特征图。

（李　坤）

实验五　菌、蕨类及裸子植物生药
——冬虫夏草、茯苓、贯众、麻黄

【实验目的】

1. 掌握茯苓、绵马贯众、麻黄、冬虫夏草其类似品或伪品的性状特征。
2. 掌握贯众类药材叶柄、麻黄草质茎的组织构造。
3. 掌握麻黄和茯苓粉末特征。
4. 掌握茯苓、麻黄的理化鉴别法。

【实验材料】

1. 药材　冬虫夏草，亚香棒虫草，新疆虫草，茯苓，绵马贯众，狗脊贯众，紫萁贯众，荚果蕨贯众，草麻黄，中麻黄，木贼麻黄。

2. 石蜡切片　麻黄草质茎的横切片，绵马贯众，紫萁贯众，荚果蕨贯众和狗脊贯众叶柄残基的横切片。

3. 粉末　麻黄，茯苓。

【仪器与试剂】

1. 仪器　显微镜，载玻片，盖玻片，解剖针，镊子，刀片，培养皿，擦镜纸，纱布，酒精灯，微量升华器，烧杯，锥形瓶，具塞刻度试管，滴管，滤纸，脱脂棉，紫外光灯等。

2. 试剂　水合氯醛，稀甘油，蒸馏水，乙醇，5% NaOH 溶液，碘化钾碘溶液，丙酮，冰醋酸，0.5% 硫酸铜溶液，乙醚，碘化铋钾溶液等。

【内容与方法】

一、性状鉴别

1. 冬虫夏草，亚香棒虫草和新疆虫草

鉴别要点：虫体，子座形态，颜色以及断面颜色，气味等。

2. 草麻黄，中麻黄和木贼麻黄

鉴别要点：草质茎粗细，节间长短，膜质鳞叶的数目及形态特征。

3. 绵马贯众，紫萁贯众，狗脊贯众和荚果蕨贯众

鉴别要点：外形，颜色，叶柄横切片上点状物（分体中柱）的数目和排列方式等。

4. 茯苓和猪苓

鉴别要点：外形，颜色，断面，质地等。

二、显微鉴别

1. 草麻黄

（1）镜检麻黄草质茎横切片的组织构造。

鉴别要点：表皮，下皮纤维，皮层纤维，中柱鞘纤维，维管束及其较宽的髓部（图2-3）。

（2）取麻黄粉末少许，置于载玻片上，制作水合氯醛透化片，镜检粉末显微特征。

鉴别要点：表皮细胞及电话听筒样气孔，嵌晶纤维，棕色快，麻黄式的穿孔板（图2-4）。

2. 贯众　镜检绵马贯众，荚果蕨贯众，狗脊贯众和紫萁贯众叶柄横切片的组织构造。

鉴别要点：分体中柱的形状，数目和排列，有无间隙腺毛等鉴别特征（图2-5，图2-6）。

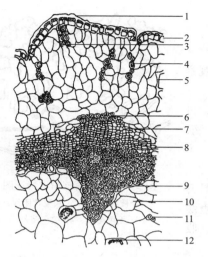

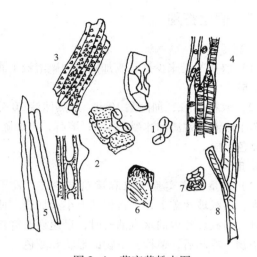

图 2-3　草麻黄（茎）横切面详图

1. 角质层；2. 表皮及气孔；3. 下皮纤维束；4. 皮层纤维；5. 皮层；6. 中柱鞘纤维；7. 韧皮部；8. 形成层；9. 木质部；10. 髓部；11. 环髓纤维；12. 棕色块

图 2-4　草麻黄粉末图

1. 表皮细胞与气孔；2. 角质层；3. 纤维与嵌晶（砂晶）纤维；4. 导管；5. 中柱鞘纤维；6. 棕色块；7. 石细胞；8. 木纤维

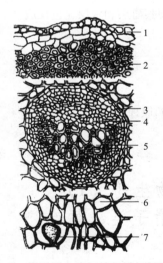

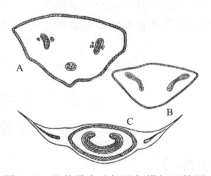

图 2-5　绵马贯众叶柄基部横切面详图

1. 表皮；2. 下皮；3. 内皮层；4. 韧皮部；5. 木质部；6. 薄壁组织；7. 间隙腺毛

图 2-6　几种贯众叶柄基部横切面简图

A. 狗脊蕨；B. 荚果蕨；C. 紫萁

3. 茯苓　取茯苓粉末少许，置于载玻片上，制作水和 5% KOH 溶液装片，镜检粉末显微特征。

鉴别要点：水装片，观察多糖团块的颜色与形状；5% KOH 溶液装片，观察菌丝的颜色与形态（图 2-7）。

三、理化鉴别

1. 茯苓

（1）取茯苓粉末少许，滴加碘化钾碘溶液 1 滴，观察显色反应。

（2）取粉末 1g，加丙酮 10ml，加热回流 10 分钟，过滤，蒸干滤液，残渣加冰醋酸 1ml，溶解，再加硫酸 1 滴，观察显色反应。

2. 麻黄

（1）微量升华实验　取麻黄粉末少许，置于微量升华器内，加载玻片盖上，于石棉网上小火加热，使温度缓慢上升。当载玻片内的水汽消失时，迅速换新载玻片，收集升华物。冷却后，镜检升华物的形状和颜色。

（2）生物碱的检查　取酸性水浸液各 1ml，分别置试管中，加碘化铋钾溶液，观察沉淀反应；加碘化汞钾溶液，不产生沉淀。

（3）取麻黄的酸性浸液，碱化后用乙醚萃取。

铜络盐反应　挥去乙醚，残渣用酸水溶解，加 0.5% 硫酸铜溶液数滴后再加 10% 氢氧化钠溶液，观察显色反应。

双缩脲反应　再加乙醚数毫升振摇后放置，分别观察醚层和水层显色反应。

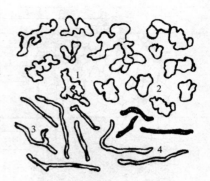

图 2-7　茯苓菌核粉末特征图
1. 分枝状团块；2. 颗粒状团块；
3. 无色菌丝；4. 棕色菌丝

【实验报告】

1. 绘 4 种贯众类药材叶柄的横切片组织构造简图。
2. 绘茯苓、麻黄粉末特征图。
3. 绘麻黄微量升华试验升华物图。
4. 记录麻黄和茯苓的理化鉴别方法和结果，并说明原理。

（刘　芳　王晓华）

实验六　双子叶植物生药（1）
——大黄、何首乌、附子类、黄连

【实验目的】

1. 掌握大黄、何首乌、黄连和附子类药材的性状鉴定特征。
2. 掌握大黄、何首乌、黄连药材的组织构造及粉末特征。
3. 熟悉大黄、何首乌、黄连和附子类药材的理化鉴别法。

【实验材料】

1. 药材　大黄，土大黄（华北大黄），何首乌，白首乌，附子（黑顺片，白附片，盐附子），乌头，川乌，味连，雅连，云连。

2. 石蜡切片　大黄根茎的横切片，何首乌根的横切片，川乌根的横切片，黄连（味连，雅连，云连）根茎的横切片。

3. 粉末　大黄，何首乌，味连。

【仪器与试剂】

1. 仪器 显微镜，载玻片，盖玻片，解剖针，镊子，刀片，培养皿，擦镜纸，纱布，酒精灯，水浴锅，烧杯，挥发油提取器，锥形瓶，分液漏斗，试管，滴管，滤纸，脱脂棉，紫外光灯，紫外分光光度计，超声波清洗仪，pH 试纸等。

2. 试剂 硫酸，乙醚，三氯甲烷，1% 盐酸苯肼液，异羟肟酸铁溶液，乙醇，5% 三氯化铁，米伦试剂，30% 硝酸，没食子酸，氨水，5% NaOH 溶液，0.1% 麝香草酚酞甲醇溶液，7% 盐酸羟胺甲醇液，乙醚，间苯三酚的盐酸溶液。

【内容与方法】

一、性状鉴别

1. 川乌，草乌与附子

鉴别要点：母根，子根，附子的性状特征，特别注意味辛辣麻舌（不宜口尝）。有毒。附子的商品规格及鉴别特征。

2. 味连，雅连与云连

鉴别要点：分枝，形状，过桥杆等。

3. 大黄与土大黄

鉴别要点：大小，颜色，断面，气味，髓部有无"星点"等。

4. 何首乌

鉴别要点：颜色，断面"云锦花纹"，质地，气味等。

二、显微鉴别

1. 黄连（味连）

（1）镜检黄连根茎（味连）横切片的组织构造。

鉴别要点：木栓层，鳞叶，皮层，韧皮部外侧及石细胞，维管束的类型，髓部等（图 2-8）。

（2）取味连粉末少许，置于载玻片上，制作水合氯醛透化片，镜检粉末显微特征。

鉴别要点：石细胞，木纤维，鳞叶表皮细胞，导管，木薄壁细胞（图 2-9）。

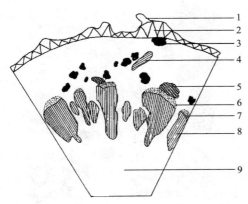

图 2-8 黄连（味连）根茎横切面简图
1. 鳞叶组织；2. 木栓层；3. 石细胞；4. 根迹维管束；
5. 中柱鞘纤维；6. 韧皮部；7. 形成层；
8. 木质部；9. 髓

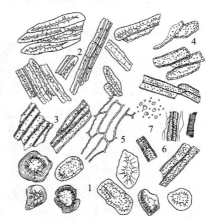

图 2-9 黄连（味连）粉末图
1. 石细胞；2. 中柱鞘纤维；3. 木薄壁细胞；
4. 木纤维；5. 鳞叶表皮细胞；
6. 导管；7. 淀粉粒

2. 大黄

（1）镜检大黄根茎横切片的组织构造。

鉴别要点：异常维管束（星点），草酸钙簇晶，黏液腔，导管等（图2-10）。

（2）取大黄粉末少许，置于载玻片上，制作水合氯醛透化片，镜检粉末显微特征。

鉴别要点：淀粉粒，草酸钙簇晶，导管（图2-11）。

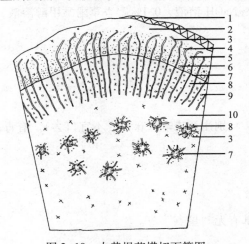
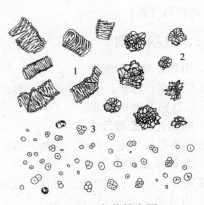

图 2-10　大黄根茎横切面简图　　　　　　　图 2-11　大黄粉末图

1. 木栓层；2. 皮层；3. 射线；4. 韧皮部；5. 簇晶；　　　1. 导管；2. 草酸钙簇晶；3. 淀粉

6. 黏液腔；7. 形成层；8. 木质部；9. 导管；10. 髓

3. 何首乌

（1）镜检何首乌根横切片的组织构造。

鉴别要点：异常维管束（云锦花纹），草酸钙簇晶（图2-12）。

（2）取何首乌末少许，置于载玻片上，制作水合氯醛透化片，镜检粉末显微特征。

鉴别要点：淀粉粒，草酸钙簇晶，导管，木纤维，棕色块（图2-13）。

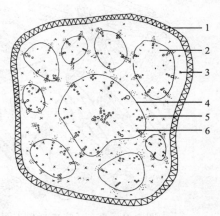
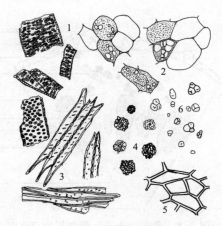

图 2-12　何首乌横切面简图　　　　　　图 2-13　何首乌粉末图

1. 木栓层；2. 异型维管束；3. 簇晶；　　　1. 导管；2. 棕色细胞；3. 木纤维；

4. 形成层；5. 韧皮部；6. 木质部　　　4. 草酸钙簇晶；5. 木栓细胞；6. 淀粉粒

三、理化鉴别

1. 黄连

（1）硝酸小檗碱的检查　取黄连粉末或切片置载玻片上，加乙醇1~2滴及30%硝酸1滴，加盖玻片，放置片刻，镜检，有黄色针状或针簇状结晶析出。

（2）小檗碱的检查　取黄连粗粉约1g，加乙醇10ml，加热至沸腾，放冷，滤过。取滤液5滴，加稀盐酸1ml与含氯石灰少量，观察显色反应；另取滤液5滴，加5%没食子酸的乙醇溶液2~3滴，蒸干，趁热加硫酸数滴，观察显色反应。

2. 川乌

（1）取粉末0.5g，加乙醚10ml与氨溶液0.5ml振摇10分钟，滤过。取滤液于分液漏斗中加硫酸（0.25mol/L）20ml振摇提取，分取酸液适量，用水稀释，在231nm处有最大吸收。

（2）取粉末5g，加乙醚30ml，氨溶液3ml，超声30分钟，滤过。取滤液6ml，蒸干，残渣加7%盐酸羟胺甲醇液10滴，0.1%麝香草酚酞甲醇溶液2滴，再滴加氢氧化钾饱和的甲醇溶液，观察显色反应；再多加4滴，置水浴中加热1分钟，冷却，滴加稀盐酸，调pH 2~3，加三氯化铁溶液1~2滴，三氯甲烷1ml，振摇，观察下层液显色反应。

3. 大黄

（1）微量升华实验　取大黄粉末少许，置于微量升华器内，于酒精灯上小火加热，使温度缓慢上升。当载玻片内的水汽消失时，加载玻片盖上，收集不同温度的升华物。冷却后，镜检升华物的形状和颜色（黄色针状或羽状结晶）。取出镜下的升华物载玻片，滴加5%氢氧化钠溶液1滴，观察显色反应。

（2）荧光试验　取大黄与土大黄粉末各0.5g于试管中，分别加稀乙醇10ml，超声15分钟，过滤。取两滤液分别点于滤纸的左右两端成带状，吹干后，置紫外光灯（365nm）下，检测两带状斑点荧光颜色。

4. 何首乌

（1）微量升华实验：同大黄微量升华实验，黄色升华物结晶遇碱液显红色。

（2）取粉末约0.1g，加10%氢氧化钠溶液10ml，煮沸3分钟，冷却后过滤，滤液加盐酸调成酸性后加等量乙醚萃取，乙醚层呈黄色。取乙醚层4ml，加氨液2ml，振摇，观察氨液层显色反应。

【实验报告】

1. 绘制味连，大黄，何首乌的横切面组织构造简图。
2. 绘制味连，大黄，何首乌的粉末特征图。
3. 记录黄连，川乌，大黄，何首乌的理化鉴别方法和结果，并说明原理。
4. 记录大黄与土大黄薄层荧光试验结果。

（邓可众）

实验七 双子叶植物生药（2）
——白芍、厚朴、肉桂、五味子

【实验目的】

1. 掌握白芍、肉桂、厚朴和五味子药材的性状鉴定特征。
2. 掌握白芍、肉桂、厚朴和五味子的组织构造及粉末特征。
3. 掌握白芍、肉桂、厚朴和五味子的理化鉴定方法。

【实验材料】

1. 药材 白芍，赤芍，厚朴，五味子，南五味子，肉桂。

2. 石蜡切片 白芍根的横切片，厚朴茎皮的横切片，肉桂茎皮的横切片，五味子果实的横切片。

3. 粉末 白芍，肉桂，厚朴，五味子。

【仪器与试剂】

1. 仪器 显微镜，载玻片，盖玻片，解剖针，镊子，刀片，培养皿，擦镜纸，纱布，酒精灯，水浴锅，烧杯，挥发油提取器，锥形瓶，试管，滴管，滤纸，脱脂棉，紫外光灯等。

2. 试剂 硫酸，乙醚，三氯甲烷，1%的盐酸苯肼液，异羟肟酸铁溶液，乙醇，5%三氯化铁，米伦试剂，间苯三酚的盐酸溶液。

【内容与方法】

一、性状鉴别

1. 白芍与赤芍

鉴别要点：外表面颜色，有无栓皮，质地等。

2. 厚朴与肉桂

鉴别要点：形状，内外表面颜色，内表面划之有油痕，断面特征，气味等。

3. 北五味子与南五味子

鉴别要点：外形，大小，表面颜色，油润程度，果肉薄厚，有无"白霜"。

二、显微鉴别

1. 白芍

（1）镜检白芍根横切片的组织构造。

鉴别要点：木栓层，皮层，韧皮部，木质部，草酸钙簇晶等（图2-14）。

（2）取白芍粉末少许，置于载玻片上，制作水合氯醛透化片，镜检粉末显微特征。

鉴别要点：糊化淀粉粒，草酸钙簇晶，木纤维，导管等（图2-15）。

2. 厚朴

（1）镜检厚朴茎皮横切片的组织构造。

鉴别要点：木栓层，皮层，石细胞环带，油细胞，韧皮部等（图2-16）。

（2）取厚朴粉末少许，置于载玻片上，制作水合氯醛透化片，镜检粉末显微特征。

鉴别要点：石细胞（2种形态），纤维，木栓细胞，油细胞，筛管等（图2-17）。

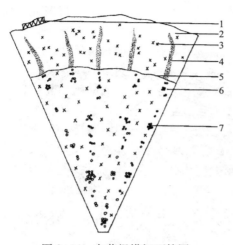

图2-14　白芍根横切面简图

1. 木栓层；2. 皮层；3. 草酸钙簇晶；
4. 韧皮部；5. 形成层；6. 木质部；
7. 木纤维

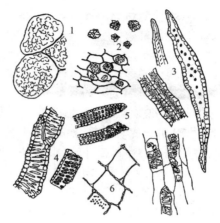

图2-15　白芍粉末图

1. 含糊化淀粉粒细胞；2. 草酸钙簇晶；3. 木纤维；
4. 导管；5. 管胞；6. 薄壁细胞；

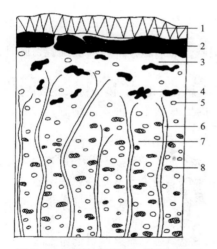

图2-16　厚朴（干皮）横切面详图

1. 木栓层；2. 石细胞环带；3. 皮层；4. 异形石细胞；
5. 油细胞；6. 韧皮射线；7. 韧皮部；8. 纤维束

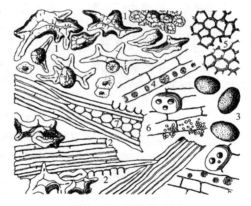

图2-17　厚朴粉末图

1. 石细胞；2. 纤维；3. 油细胞；4. 筛管分子；
5. 木栓细胞；6. 淀粉粒；7. 射线细胞

3. 肉桂

（1）镜检肉桂茎皮横切片的组织构造。

鉴别要点：木栓细胞，皮层，石细胞环带，韧皮部，油细胞等（图2-18）。

（2）取肉桂粉末少许，置于载玻片上，制作水合氯醛透化片，镜检粉末显微特征。

鉴别要点：石细胞，油细胞，草酸钙针晶，木栓细胞，淀粉粒等（图2-19）。

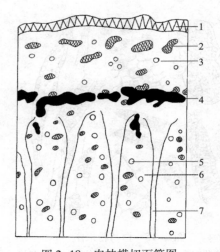

图 2-18 肉桂横切面简图

1. 木栓层；2. 纤维束；3. 皮层；4. 石细胞群；
5. 油细胞；6. 韧皮部；7. 韧皮射线

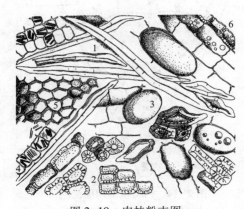

图 2-19 肉桂粉末图

1. 纤维；2. 石细胞；3. 油细胞；4. 射线细胞及草酸钙针晶；
5. 木栓细胞；6. 薄壁细胞及淀粉粒

4. 五味子

（1）镜检五味子果实横切片的组织构造。

鉴别要点：外果皮，中果皮，内果皮，种皮石细胞，油细胞，种皮内层细胞，胚乳细胞等。（图 2-20）。

（2）取五味子粉末少许，置于载玻片上，制作水合氯醛透化片，镜检粉末显微特征。

鉴别要点：果皮表皮细胞，种皮外层石细胞群，内层石细胞，种皮油细胞，导管，胚乳细胞，淀粉粒等（图 2-21）。

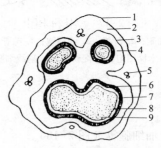

图 2-20 五味子（果实）横切面简图

1. 外果皮；2. 中果皮；3. 内果皮；4. 种子；
5. 中果皮维管束；6. 种皮外层石细胞；
7. 薄壁细胞；8. 种皮内表皮细胞；9. 胚乳

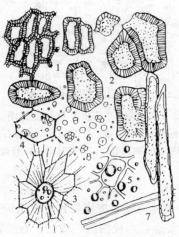

图 2-21 五味子（果实）粉末

1. 种皮外层石细胞；2. 种皮内层石细胞；
3. 外果皮细胞及油细胞；4. 薄壁细胞；
5. 胚乳；6. 淀粉粒；7. 纤维

三、理化鉴别

1. 白芍　苯甲酸的检查：取粉末 2g，加稀硫酸 10ml，加热蒸馏。取蒸馏液 2ml，用乙醚萃取。分取醚层，置试管中，水浴蒸除乙醚，继续缓缓加热，试管壁上有结晶性升华物。

2. 肉桂

（1）桂皮醛的检查　取粉末 0.1g，加三氯甲烷振摇后，吸取三氯甲烷液 2 滴滴于载玻片上，干后，加 1% 的盐酸苯肼液 1 滴，加盖玻片镜检，可见杆状结晶。

（2）内酯类的检查　取肉桂 10g，提取挥发油，取挥发油，滴加异羟肟酸铁溶液，观察显色反应。

3. 厚朴　取粉末 3g，加三氯甲烷 30ml，回流 30 分钟，滤过。取 15ml 三氯甲烷提取液，蒸去三氯甲烷，残渣加 10ml 乙醇溶解，滤过。

（1）取滤液 1ml，加 5% 三氯化铁的甲醇溶液 1 滴，观察显色反应。

（2）取滤液 1ml，加米伦试剂 1 滴，观察显色反应，显棕色沉淀。

（3）厚朴酚的检查　取滤液 1ml，加间苯三酚的盐酸溶液 5 滴，观察显色反应。

【实验报告】

1. 绘白芍、厚朴、肉桂和五味子的横切片组织构造简图。
2. 绘白芍、厚朴、肉桂和五味子粉末特征图。
3. 记录白芍、厚朴和肉桂的理化鉴别方法和结果，并说明原理。

（杨扶德）

实验八　双子叶植物生药（3）
——板蓝根、黄芪、甘草、黄柏

【实验目的】

1. 掌握板蓝根、黄芪、甘草和黄柏的性状特征。
2. 掌握板蓝根、黄芪、甘草和黄柏的组织构造及粉末特征。
3. 熟悉黄芪、甘草和黄柏的理化鉴别方法。

【实验材料】

1. 药材　板蓝根，黄芪，甘草，关黄柏，川黄柏。

2. 石蜡切片　板蓝根（根）的横切片，黄芪（根）的横切片，甘草（根）的横切片，黄柏茎皮的横切片。

3. 粉末　板蓝根，黄芪，甘草和黄柏。

【仪器与试剂】

1. 仪器　显微镜，载玻片，盖玻片，解剖针，镊子，刀片，培养皿，擦镜纸，纱布，酒精灯，水浴锅，烧杯，锥形瓶，试管，滴管，滤纸，脱脂棉，紫外光灯等。

2. 试剂　水合氯醛，稀甘油，蒸馏水，乙醇，浓硫酸，冰醋酸，氯溶液等。

【内容与方法】

一、性状鉴别

1. 板蓝根

鉴别要点：形状，断面颜色，质地，气味等。

2. 黄芪与甘草

鉴别要点：表面颜色，断面颜色，味道等。

3. 川黄柏与关黄柏

鉴别要点：外表面，内表面颜色，木栓层厚度，断面分层情况等。

二、显微鉴别

1. 板蓝根

镜检板蓝根根横切片的组织构造。

鉴别要点：木栓层，栓内层，形成层，韧皮部和木质部特征，淀粉粒等（图2-22）。

2. 黄芪

（1）镜检黄芪根横切片的组织构造。

鉴别要点：木栓细胞，韧皮部射线，有无裂隙，形成层成环，木质部等（图2-23）。

（2）取黄芪粉末少许，置于载玻片上，制作水合氯醛透化片，镜检粉末显微特征。

鉴别要点：纤维及纤维束，纤维束断端形状，木栓细胞，导管，淀粉粒等（图2-24）。

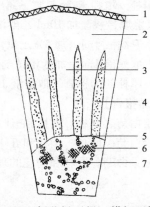

图 2-22　板蓝根（根）横切面简图

1. 木栓层；2. 皮层；3. 韧皮射线；

4. 韧皮部；5. 形成层；6. 导管；7. 木纤维

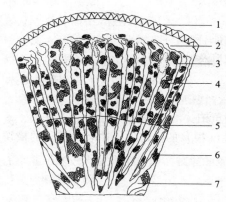

图 2-23　黄芪（根）横切面简图

1. 木栓层；2. 栓内层；3. 韧皮射线；4. 韧皮维管束；

5. 形成层；6. 导管及木纤维；7. 木质部

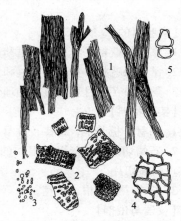

图 2-24　黄芪（根）粉末图

1. 纤维；2. 导管；3. 淀粉粒；

4. 木栓细胞；5. 厚壁细胞

3. 甘草

（1）镜检甘草根横切片的组织构造。

鉴别要点：木栓细胞，韧皮部射线，有无裂隙，木质部射线等（图2-25）。

（2）取甘草粉末少许，置于载玻片上，制作水合氯醛透化片，镜检粉末显微特征。

鉴别要点：纤维，晶鞘纤维，木栓细胞，导管，淀粉粒等（图2-26）。

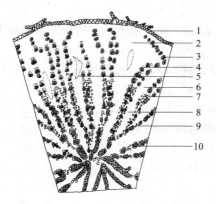

图2-25 甘草（根）横切面简图

1. 木栓层；2. 栓内层；3. 韧皮纤维束；4. 筛管群；

5. 裂隙；6. 韧皮射线；7. 形成层；8. 木射线；

9. 导管；10. 木纤维束

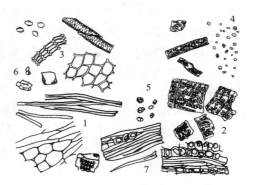

图2-26 甘草（根）粉末图

1. 射线细胞；2. 导管；3. 木栓细胞；

4. 淀粉粒；5. 草酸钙方晶；6. 棕色块；

7. 晶纤维及纤维

4. 黄柏

（1）镜检黄柏茎皮横切片的组织构造。

鉴别要点：石细胞，木栓层，韧皮部等（图2-27）。

（2）取黄柏粉末少许，置于载玻片上，制作水合氯醛透化片，镜检粉末显微特征。

鉴别要点：石细胞形态，纤维，晶纤维及草酸钙方晶（图2-28）。

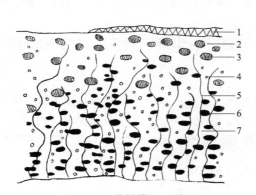

图2-27 黄柏横切面简图

1. 木栓层；2. 皮层；3. 石细胞群；4. 黏液细胞；

5. 射线；6. 纤维束；7. 韧皮部

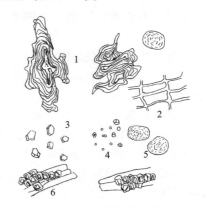

图2-28 黄柏粉末图

1. 石细胞；2. 木栓细胞；3. 草酸钙方晶；

4. 淀粉粒；5. 黏液细胞；6. 晶纤维

三、理化鉴别

1. 黄芪

甾醇类反应：取黄芪粉末1g，加甲醇5ml浸泡过夜，滤过，取滤液1ml，水浴蒸干，加少量冰醋酸溶解残渣。加冰醋酸-浓硫酸试剂0.5ml，观察颜色变化。

2. 甘草

甘草甜素反应：取甘草粉末置白瓷板上，加 80% 硫酸数滴，观察颜色变化。

3. 黄柏

（1）取黄柏粉末 1g，加乙醚 10ml，振摇后，滤过，滤液挥干后，残渣加冰醋酸 1ml 使溶解，再加浓硫酸 1 滴，放置，观察颜色变化。

（2）取黄柏粉末 0.1g，加乙醇 10ml，振摇数分钟，滤过，滤液加硫酸 1ml，沿管壁滴加氯溶液 1ml，观察两液接界处颜色变化。

【实验报告】

1. 绘制板蓝根、黄芪、甘草和黄柏的横切片组织构造简图。

2. 绘制板蓝根、黄芪、甘草和黄柏粉末特征图。

3. 记录黄芪、甘草和黄柏的理化鉴别方法和结果，并说明原理。

（周　群　龙庆德）

实验九　双子叶植物生药（4）
——人参类、三七、当归、柴胡

【实验目的】

1. 掌握人参、三七、当归和柴胡的性状特征。

2. 掌握人参、三七、当归和柴胡的组织构造及粉末特征。

3. 熟悉人参、三七、当归和柴胡的理化鉴别法。

【实验材料】

1. 药材　野山参，园参（生晒参，红参，糖参），西洋参，三七，当归，南柴胡，北柴胡。

2. 石蜡切片　人参根的横切片，三七根的横切片，当归根的横切片，柴胡根的横切片。

3. 粉末　人参，三七，当归，柴胡。

【仪器与试剂】

1. 仪器　显微镜，载玻片，盖玻片，解剖针，镊子，刀片，培养皿，擦镜纸，纱布，酒精灯，回流装置，水浴锅，烧杯，锥形瓶，试管，滴管，滤纸，脱脂棉，紫外光灯等。

2. 试剂　水合氯醛，稀甘油，蒸馏水，甲醇，醋酸，10% 枸橼酸溶液，硼酸饱和的丙酮溶液，95% 乙醇，浓硫酸等。

【内容与方法】

一、性状鉴别

观察下列药材的性状特征。

1. 人参与西洋参

鉴别要点：质地（坚实或疏松），断面（树脂道颜色深或浅），纵皱纹（深或浅）等。

2. 生晒参，红参和糖参

鉴别要点：颜色，质地（是否为角质样），针眼，白糖结晶等。

3. 园参与野山参

鉴别要点：横纹（深浅，多少），须根（长短，质地），体态，分枝，芦头长短，疣状突起等。

4. 南柴胡与北柴胡

鉴别要点：分枝，表面颜色，质地，断面纤维性，气味等。

5. 三七

鉴别要点：表面颜色，质地坚硬，瘤状突起，断面灰绿色，角质样，味道等。

6. 当归

鉴别要点：分枝多数，质地油润，表面颜色，形成层颜色，棕色油点，气味等。

二、显微鉴别

1. 人参

（1）镜检人参根横切片的组织特征。

鉴别要点：韧皮部中有树脂道，形成层环，草酸钙簇晶（图2-29）。

（2）取人参粉末少许，置于载玻片上，制作水合氯醛透化片，镜检粉末显微特征。

鉴别要点：树脂道碎片，导管，草酸钙簇晶，淀粉粒（图2-30）。

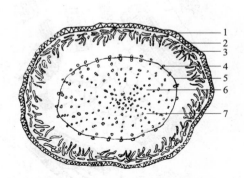

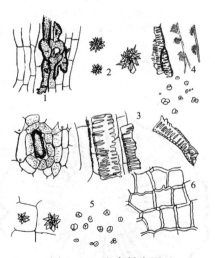

图2-29　人参横切面简图

1. 木栓层；2. 韧皮部；3. 裂隙；4. 树脂道；
5. 形成层；6. 导管；7. 射线

图2-30　人参粉末图

1. 树脂道；2. 草酸钙簇晶；3. 导管；
4. 木薄壁细胞；5. 淀粉粒；6. 木栓细胞

2. 三七

（1）镜检三七根横切片的组织特征。

鉴别要点：韧皮部中有树脂道，草酸钙簇晶，形成层环（图2-31）。

（2）取三七粉末少许，置于载玻片上，制作水合氯醛透化片，镜检粉末显微特征。

鉴别要点：树脂道碎片，导管，草酸钙簇晶，淀粉粒（图2-32）。

3. 当归

（1）镜检当归根横切片的组织特征。

鉴别要点：木栓层，油管，淀粉粒等（图2-33）。

（2）取当归粉末少许，置于载玻片上，制作水合氯醛透化片，镜检粉末显微特征。

鉴别要点：纺锤形韧皮薄壁细胞，油室碎片，导管，淀粉粒等（图2-34）。

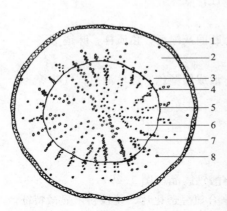

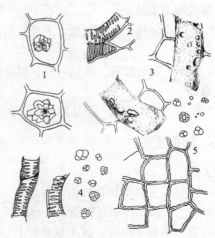

图2-31　三七横切面简图

1. 木栓层；2. 栓内层；3. 韧皮部；

4. 筛管群；5. 形成层；6. 射线；

7. 导管；8. 树脂道

图2-32　三七粉末图

1. 草酸钙簇晶；2. 导管；3. 树脂道；

4. 淀粉粒；5. 木栓细胞

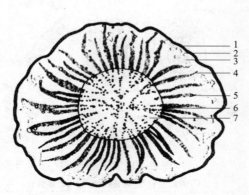

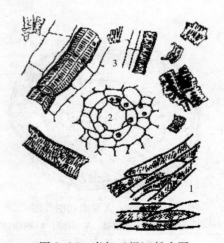

图2-33　当归横切面简图

1. 木栓层；2. 皮层；3. 裂隙；4. 韧皮部；

5. 油室；6. 形成层；7. 导管

图2-34　当归（根）粉末图

1. 纺锤形韧皮薄壁细胞；2. 油室；3. 导管

4. 柴胡

（1）镜检柴胡根的横切片的组织特征。

鉴别要点：皮层和韧皮部中散有油管等（图2-35）。

（2）取柴胡粉末少许，置于载玻片上，制作水合氯醛透化片，镜检粉末显微特征。

鉴别要点：木纤维，油管碎片，导管，木栓细胞等（图2-36）。

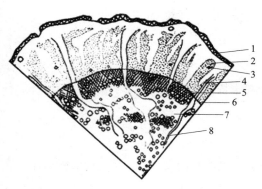

图 2-35　北柴胡（根）横切面简图

1. 木栓层；2. 韧皮部；3. 油室；4. 韧皮射线；
5. 木纤维群；6. 形成层；7. 木质部；8. 木射线

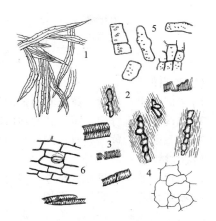

图 2-36　柴胡（根）粉末图

1. 木纤维；2. 油管碎片；3. 导管；
4. 木栓细胞；5. 茎髓薄壁细胞；6. 茎表皮细胞

三、理化鉴别

1. 人参　取本品粉末 2g，加甲醇 15ml，温浸 30 分钟，滤过，取滤液 1ml，蒸干，加醋酸 1ml 与硫酸 1~2 滴，观察颜色变化。

2. 三七

（1）取本品粉末 2g，加甲醇 15ml，温浸 30 分钟，滤过，取滤液 1ml，蒸干，加醋酸 1ml 与硫酸 1~2 滴，观察颜色变化。

（2）另取上述滤液数滴，点于滤纸上，干后置紫外光灯（365nm）下观察，显淡蓝色荧光，滴加硼酸饱和的丙酮溶液与 10% 枸橼酸溶液各 1 滴，干后，置紫外光灯下观察，有强烈的黄绿色荧光。

3. 柴胡

（1）取本品粉末 0.5g，加水 10ml，用力振摇，产生持久性泡沫。

（2）取柴胡横切片置于载玻片上，滴加 95% 乙醇和浓硫酸（1∶1）混合液 1 滴，封片后在显微镜下观察颜色变化，并注意颜色变化的组织部位。

【实验报告】

1. 写出药材人参与西洋参，生晒参，红参和糖参，园参与野山参，南柴胡与北柴胡的性状特征的区别。

2. 绘制人参，三七，当归和柴胡根的横切片组织构造简图。

3. 绘制人参，三七，当归和柴胡的粉末特征图。

4. 记录人参，三七和柴胡理化鉴别结果，并说明原理。

（张东方　陈立娜）

实验十 双子叶植物生药（5）
——龙胆、丹参、黄芩、薄荷

【实验目的】

1. 掌握龙胆、丹参、黄芩和薄荷的性状特征。

2. 掌握龙胆、丹参、黄芩和薄荷的组织构造及粉末特征。

3. 熟悉薄荷、黄芩和丹参的理化鉴别方法。

【实验材料】

1. 药材 龙胆，丹参，黄芩，薄荷。

2. 石蜡切片 龙胆根的横切片，丹参根的横切片，黄芩根的横切片，薄荷叶的横切片。

3. 粉末 龙胆，丹参，黄芩，薄荷。

【仪器与试剂】

1. 仪器 显微镜，载玻片，盖玻片，解剖针，镊子，刀片，培养皿，擦镜纸，纱布，酒精灯，挥发油提取器，回流装置，水浴锅，烧杯，锥形瓶，试管，滴管，镊子，滤纸，脱脂棉，紫外灯等。

2. 试剂 水合氯醛，稀甘油，蒸馏水，乙醇，硫酸，香草醛，醋酸铅溶液，镁粉，盐酸，三氯化铁溶液。

【内容与方法】

一、性状鉴别

观察下列药材的性状特征。

1. 龙胆

鉴别要点：形态，须根数目，横环纹，味道等。

2. 黄芩

鉴别要点：形态，颜色，质地，断面，枯芩与子芩等。

3. 丹参

鉴别要点：形态，颜色，质地，断面颜色，导管等。

4. 薄荷

鉴别要点：茎的形态，表面颜色，质地等；叶的形态，颜色等，腺鳞及特异清凉香气等。

二、显微鉴别

1. 龙胆

（1）镜检龙胆根横切片的组织构造。

鉴别要点：外皮层和内皮层细胞形态，髓部，草酸钙针晶，木质部形态等（图 2-37）。

（2）取龙胆粉末少许，置于载玻片上，制作水合氯醛透化片，镜检粉末显微特征。

鉴别要点：外皮层和内皮层细胞形态及横隔数目，草酸钙针晶等（图 2-38）。

2. 黄芩

（1）镜检黄芩根横切片的组织构造。

鉴别要点：石细胞，韧皮纤维，栓化细胞环等（图 2-39）。

（2）取黄芩粉末少许，置于载玻片上，制作水合氯醛透化片，镜检粉末显微特征。

鉴别要点：石细胞，韧皮纤维，木栓细胞，导管，淀粉粒等（图2-40）。

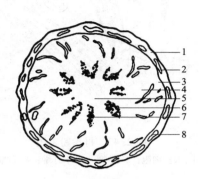

图 2-37　龙胆横切面简图

1. 外皮层；2. 皮层；3. 内皮层；4. 韧皮部；
5. 髓部；6. 形成层；7. 木质部；8. 裂隙

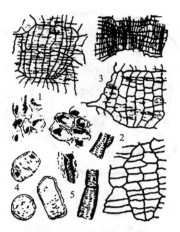

图 2-38　龙胆粉末图

1. 草酸钙针晶；2. 外皮层碎片；3. 内皮层碎片；
4. 石细胞；5. 导管

3. 丹参

（1）镜检丹参根横切片的组织构造。

鉴别要点：木栓层，韧皮部，形成层，木质部，导管等（图2-41）。

（2）取丹参粉末少许，置于载玻片上，制作水合氯醛透化片，镜检粉末显微特征。

鉴别要点：石细胞，木纤维，导管等（图2-42）。

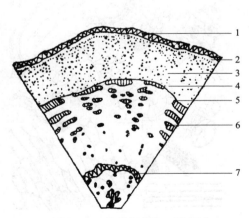

图 2-39　黄芩根横切面简图

1. 木栓层；2. 皮层；3. 石细胞及纤维；4. 韧皮部；
5. 形成层；6. 木质部；7. 木栓化细胞环

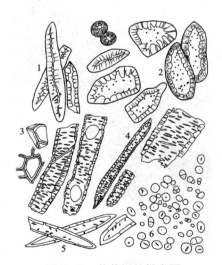

图 2-40　黄芩根的粉末图

1. 韧皮纤维；2. 石细胞；3. 木栓细胞；
4. 网纹导管；5. 木纤维；6. 淀粉粒

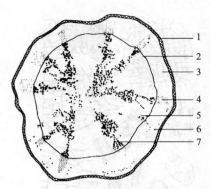

图 2-41　丹参横切面简图

1. 木栓层；2. 形成层；3. 皮层；4. 韧皮部；
5. 导管；6. 厚壁细胞；7. 木质部

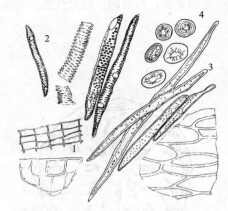

图 2-42　丹参粉末图

1. 木栓细胞；2. 导管；3. 木纤维；4. 石细胞

4. 薄荷

（1）镜检薄荷叶横切片的组织构造。

鉴别要点：腺鳞，叶肉组织，橙皮苷结晶，叶脉，厚角组织等（图 2-43）。

（2）取薄荷粉末少许，置于载玻片上，制作水合氯醛透化片，镜检粉末显微特征。

鉴别要点：腺鳞，腺毛，非腺毛，橙皮苷结晶，气孔等（图 2-44）。

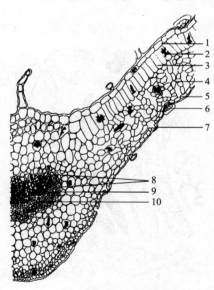

图 2-43　薄荷叶横切面详图

1. 上表皮；2. 橙皮苷结晶；3. 栅栏组织；
4. 海绵组织；5. 下表皮；6. 腺鳞；7. 气孔；
8. 厚角组织；9. 木质部；10. 韧皮部

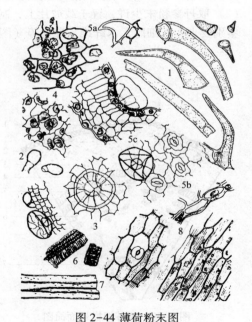

图 2-44 薄荷粉末图

1. 非腺毛；2. 小腺毛；3. 腺鳞；4. 橙皮苷结晶；
5. 叶片碎片（a. 上表皮细胞；b. 下表皮细胞；c. 断面观）；
6. 导管；7. 木纤维；8. 茎表皮细胞

（3）取新鲜薄荷叶，用镊子撕取上表皮，置于载玻片上，用水封片，镜检上表皮显微特征。

鉴别要点：腺鳞，腺毛，非腺毛，表皮细胞，气孔轴式等（图2-45）。

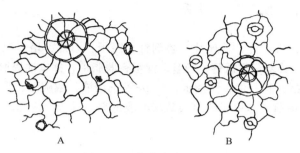

图2-45　薄荷叶表面观图
A. 上表皮；B. 下表皮

三、理化鉴别

1. 薄荷

挥发油成分的检查：取薄荷叶的粉末少量，经微量升华得油状物，镜检，有针簇状薄荷醇结晶析出；加硫酸2滴及香草醛结晶少量，初显黄色至橙黄色，再加水1滴，观察显色反应。

2. 黄芩

汉黄芩素的检查：黄芩粉末2g，置100ml锥形瓶中，加乙醇20ml，置水浴上回流15分钟，滤过，取滤液1ml，加醋酸铅溶液2~3滴，观察沉淀反应；另取滤液1ml，加镁粉少量与盐酸3~4滴，观察显色反应；取本品稀醇提取液加三氯化铁试剂，观察显色反应。

3. 丹参　丹参粉末5g，置锥形瓶中，加水50ml，煮沸20分钟，放冷过滤，滤液置水浴上挥干，残留物加乙醇3~5ml溶解，过滤，滤液点于滤纸条上，干后置紫外光灯下观察，显亮蓝灰色荧光。

【实验报告】

1. 绘制薄荷叶，黄芩，丹参和龙胆的横切片组织构造简图。
2. 绘制薄荷，黄芩，丹参和龙胆的粉末特征图。
3. 记录薄荷，黄芩和丹参的理化鉴别方法和结果，并说明原理。

（高红莉）

实验十一　双子叶植物生药（6）
——金银花、桔梗、苍术、木香

【实验目的】

1. 掌握金银花、桔梗、苍术和木香的性状特征。
2. 掌握桔梗、苍术、木香的组织构造及粉末特征。
3. 熟悉桔梗、苍术和木香的理化鉴别反应。

【实验材料】

1. 药材 金银花，山银花，桔梗，苍术，白术，木香，人参。

2. 石蜡切片 桔梗根的横切片，苍术根茎的横切片，木香根的横切片。

3. 粉末 金银花，桔梗，苍术，木香。

【仪器与试剂】

1. 仪器 显微镜，载玻片，盖玻片，解剖针，镊子，刀片，培养皿，擦镜纸，纱布，酒精灯，烧杯，锥形瓶，具塞刻度试管，滴管，滤纸，脱脂棉，挥发油提取器，紫外光灯等。

2. 试剂 水合氯醛，稀甘油，蒸馏水，5%α-萘酚溶液，浓硫酸，甲醇，醋酐，乙醚，香草醛，乙醇，5%对二甲氨基苯甲醛的10%硫酸溶液试剂。

【内容与方法】

一、性状鉴别

观察下列药材的性状特征。

1. 金银花和山银花

鉴别要点：大小，色泽，腺毛，气味等。

2. 桔梗和人参

鉴别要点：形态，横纵皱纹，颜色，断面，味道等。

3. 苍术和白术

鉴别要点：形态，颜色，质地，断面，"朱砂点"，"起霜"等。

4. 木香

鉴别要点：形状，颜色，质地，断面，气味等。

二、显微鉴别

1. 金银花 取金银花粉末少许，置于载玻片上，制作水合氯醛透化片，镜检粉末显微特征。

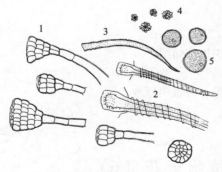

图 2-46 金银花粉末图

1. 腺毛；2. 厚壁非腺毛；3. 薄壁非腺毛；
4. 草酸钙簇晶；5. 花粉粒

鉴别要点：腺毛和非腺毛的形状，类型、细胞数，草酸钙簇晶，花粉粒形状，外壁表面雕纹，孔沟等（图2-46）。

2. 桔梗

（1）镜检桔梗根横切片的组织特征。

鉴别要点：散在的乳汁管，薄皮细胞中的菊糖（图2-47）。

（2）取桔梗粉末少许，置于载玻片上，制作稀甘油封藏片和水合氯醛透化片，镜检粉末显微特征。

鉴别要点：菊糖，乳汁管，导管等（图2-48）。

3. 苍术

（1）镜检苍术根茎横切片的组织特征。

鉴别要点：木栓层，石细胞环带，油室，木质部，菊糖，草酸钙针晶等（图2-49）。

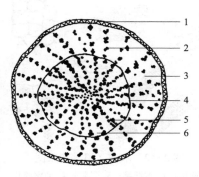

图 2-47　桔梗（根）横切面简图

1. 木栓层；2. 乳群管；3. 韧皮部；
4. 形成层；5. 木质部；6. 木射线

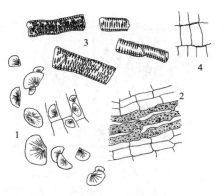

图 2-48　桔梗（根）粉末图

1. 菊糖；2. 乳汁管；3. 导管；4. 木薄壁细胞

（2）取苍术粉末少许，置于载玻片上，制作水合氯醛透化片，镜检粉末显微特征。

鉴别要点：石细胞，草酸钙针晶，木栓细胞，菊糖，油室碎片等（图 2-50）。

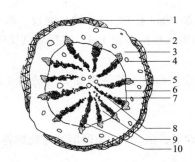

图 2-49　茅苍术（根茎）横切面简图

1. 木栓层；2. 石细胞环带；3. 皮层；4. 油室；
5. 韧皮部；6. 形成层；7. 导管；8. 髓部；
9. 射线；10. 木纤维束

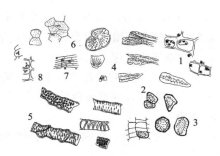

图 2-50　茅苍术（根茎）粉末

1. 草酸钙针晶；2. 木纤维；3. 石细胞；
4. 菊糖；5. 导管；6. 木栓细胞；
7. 油室碎片；8. 草酸钙方晶

4. 木香

（1）镜检木香根横切片的组织特征。

鉴别要点：木栓层，油室，木质部，菊糖等（图 2-51）。

（2）取木香粉末少许，置于载玻片上，制作稀甘油封藏片和水合氯醛透化片，镜检粉末显微特征。

鉴别要点：油室碎片，木栓细胞，导管，木纤维，菊糖（图 2-52）。

三、理化鉴别

1. 桔梗

（1）菊糖的检查　取桔梗粉末或切片置载玻片上，滴 α-萘酚，浓硫酸溶液各 1 滴，观察显色反应。

（2）皂苷类检查　取桔梗粉末 0.5g，置试管中，加入 10ml 水，水浴中加热 10 分钟，放冷，取上清液，置具塞试管中用力振摇，产生持久性蜂窝状泡沫。

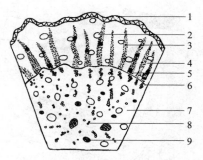

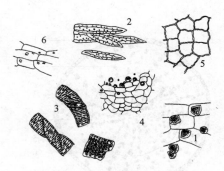

图 2-51　木香（根）横切面简图

1. 木栓层；2. 油室；3. 韧皮部；4. 韧皮射线；

5. 韧皮纤维；6. 形成层；7. 木射线；

8. 导管；9. 木纤维

图 2-52　木香（根）粉末图

1. 菊糖；2. 木纤维；3. 导管；4. 油室碎片；

5. 木栓细胞；6. 薄壁细胞（含方晶）

（3）皂苷类反应　取桔梗粉末 0.5g，置试管中，加入 10ml 甲醇，加热回流 30 分钟，过滤，滤液，蒸干，加醋酐 2ml 溶解，取上清液于干燥试管中，沿试管壁加入硫酸 1ml，观察显色反应。

2. 苍术

（1）苍术素成分的检查　取苍术粉末 1g，加乙醚 10ml 振摇 10 分钟，滤过。取滤液数滴置蒸发皿中，挥去乙醚，加 5% 对二甲氨基苯甲醛的 10% 硫酸溶液 1ml，观察显色反应，100℃ 烘烤，再观察显色反应。

（2）挥发油成分的检查　取上述乙醚液数滴同法操作，于残渣中加 50% 硫酸 1 滴，少量香草醛与乙醇数滴，观察显色反应。

3. 木香

（1）糖类的检查　取木香切片，经 70% 乙醇浸软后，加 5% α-萘酚溶液与硫酸各 1 滴，观察显色反应。

（2）去氢木香内酯的检查　取木香粉末 0.5g，加乙醇 10ml 水浴加热约 1 分钟，滤过。取滤液 1ml 置试管中，加浓硫酸 0.5ml，观察显色反应。

【实验报告】

1. 比较金银花与山银花，桔梗与人参，苍术与白术的性状特征。

2. 绘制桔梗根，苍术根茎和木香根横切片组织构造简图。

3. 绘制金银花，桔梗，苍术和木香粉末特征图。

4. 记录桔梗，苍术和木香的理化鉴定结果，并说明原理。

（李　坤）

实验十二　单子叶植物生药
——半夏、贝母类、麦冬、天麻

【实验目的】

1. 掌握半夏、贝母类、麦冬和天麻及其伪品的性状特征。

2. 掌握半夏、川贝母、麦冬和天麻的组织构造及粉末特征。

3. 熟悉半夏、川贝母、麦冬和天麻的理化鉴别方法。

【实验材料】

1. 药材 半夏，川贝母（青贝，松贝，炉贝），浙贝母，伊犁贝母，平贝母，麦冬，天麻，紫茉莉。

2. 石蜡切片 半夏块茎的横切片，麦冬块根的横切片，天麻块茎的横切片。

3. 粉末 半夏，川贝母，麦冬，天麻。

【仪器与试剂】

1. 仪器 显微镜，载玻片，盖玻片，解剖针，镊子，刀片，培养皿，擦镜纸，纱布，酒精灯，烧杯，锥形瓶，具塞刻度试管，滴管，滤纸，脱脂棉，紫外光灯等。

2. 试剂 水合氯醛，稀甘油，蒸馏水，乙醇，5% NaOH 溶液，45% 乙醇，米隆试剂，碘溶液，2% 醋酸，碘化铋钾溶液，20% 硅钨酸溶液，70% 甲醇，硅胶，乙酸乙酯，10% 磷钼酸乙醇溶液，硅胶，乙酸乙酯，甲醇等。

【内容与方法】

一、性状鉴别

1. 半夏和水半夏

鉴别要点：块茎大小，表皮光滑程度及形态特征等。

2. 川贝母（青贝，松贝，炉贝），浙贝母，伊犁贝母，平贝母

鉴别要点：鳞茎大小，形态，颜色，斑点，鳞叶数目及味道等。

3. 麦冬

鉴别要点：性状特征，韧皮部数目等。

4. 天麻和紫茉莉

鉴别要点：草酸钙结晶，药材断面及表面特征等。

二、显微鉴别

1. 半夏

（1）镜检半夏块茎横切片的组织构造。

鉴别要点：外韧及周木型维管束，黏液细胞中的草酸钙针晶等（图2-53）。

（2）取半夏粉末少许，置于载玻片上，制作水合氯醛透化片，镜检粉末显微特征。

鉴别要点：草酸钙针晶，淀粉粒，导管等（图2-54）。

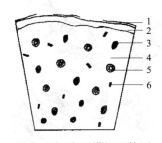

图 2-53 半夏横切面简图

1. 表皮；2. 木栓层；3. 外韧型维管束；

4. 薄壁组织；5. 周木型维管束；6. 草酸钙针晶

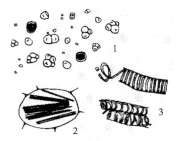

图 2-54 半夏粉末特征图

1. 淀粉粒；2. 草酸钙针晶；3. 导管

2. 川贝母

（1）川贝母粉末少许，置于载玻片上，制作水合氯醛透化片，镜检粉末显微特征。

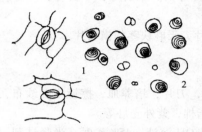

图2-55 卷叶贝母（鳞茎）粉末特征图
1. 气孔；2. 淀粉粒

鉴别要点：淀粉粒，表皮细胞，螺纹导管等（图2-55）。

3. 麦冬

（1）镜检麻麦冬块茎横切片的组织构造。

鉴别要点：表皮，草酸钙针晶，内皮层细胞，石细胞环带，韧皮部束16~22个及髓部较小等（图2-56）。

（2）取麦冬粉末少许，置于载玻片上，制作水合氯醛透化片，镜检粉末显微特征。

鉴别要点：草酸钙针晶，内皮层细胞，类方形石细胞，木纤维等（图2-57）。

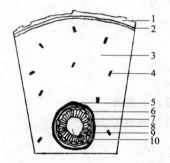

图2-56 麦冬横切面简图

1. 根被；2. 外皮层；3. 皮层；4. 草酸钙针晶；
5. 石细胞；6. 内皮层；7. 中柱鞘；8. 韧皮部；
9. 木质部；10. 髓部

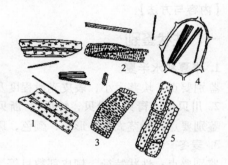

图2-57 麦冬粉末特征图

1. 木纤维；2. 管胞；3. 石细胞；
4. 草酸钙针晶；5. 内皮层细胞

4. 天麻

（1）镜检天麻块茎横切片的组织构造。

鉴别要点：表皮，草酸钙针晶，周韧型或外韧型维管束散生等（图2-58）。

（2）取天麻粉末少许，置于载玻片上，制作水合氯醛透化片，镜检粉末显微特征。

鉴别要点：含糊化多糖类物薄壁细胞，草酸钙针晶及厚壁细胞等（图2-59）。

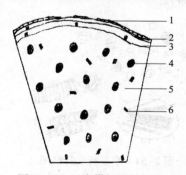

图2-58 天麻横切面简图

1. 表皮；2. 下皮；3. 皮层；4. 维管束；5. 中柱；
6. 草酸钙针晶

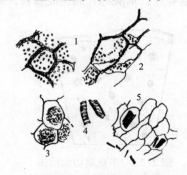

图2-59 天麻粉末特征图

1. 厚壁细胞；2. 薄壁细胞；3. 多糖类团块状物；
4. 导管；5. 草酸钙针晶

三、理化鉴别

1. 半夏　取生药粉末的 45% 乙醇浸液，加米隆试剂，加热，溶液显玫瑰红色，观察沉淀现象。另取浸液加碘溶液 2 滴，观察显色反应。

2. 川贝母

生物碱的检查：取粉末 2g，加 2% 醋酸 10ml，振摇，过滤，取滤液 5ml，加碘化铋钾溶液，观察沉淀现象；另取滤液 5ml，加 20% 硅钨酸溶液，观察沉淀现象。

3. 麦冬　取麦冬薄片，置于紫外光灯下（365nm）观察，可显浅蓝色荧光。

4. 天麻

（1）取天麻粉末 1g，加蒸馏水 10ml，超声 30 分钟，过滤，收集滤液，加碘溶液 3~5 滴，观察显色反应。

（2）取天麻粉末 1g，加 45% 乙醇 10ml，超声 30 分钟，过滤，收集滤液，加硝酸汞溶液 0.5ml，溶液显枚红色，观察沉淀现象。

（3）天麻，大丽菊与紫茉莉薄层色谱鉴别。

供试品溶液的制备　取天麻，大丽菊与紫茉莉粉末各 0.5g，加 70% 甲醇 5ml，超声提取 30 分钟，取滤液，即为供试品溶液。

对照品溶液的制备　天麻素对照品 1.0mg，加甲醇 1.0ml，即为天麻素对照品溶液（1mg/ml）。

层析条件　①吸附剂：硅胶 G 薄层板（10cm×5cm）。②展开条件：乙酸乙酯–甲醇–水（9：1：0.2）为展开剂，上行展开，展距 10cm 以上。③点样：以微量点样器分别吸取对照品溶液和供试品溶液 10μl 点于薄层板上。④检测：喷以 10% 磷钼酸乙醇溶液，在 105℃ 加热至斑点显色清晰，日光下检视。

结果分析　记录层析图谱与结果，天麻样品色谱中，在与对照品色谱相应的位置上出现的斑点；而大丽菊与紫茉莉样品色谱中在与对照品色谱相应的位置上不出现斑点。

【实验报告】

1. 比较半夏与水半夏、天麻与紫茉莉的性状特征。
2. 绘制半夏、麦冬和天麻的横切片组织构造简图。
3. 绘制半夏、麦冬、天麻和川贝母的粉末特征图。
4. 记录半夏、麦冬、天麻和川贝母的理化鉴别方法和结果，并说明原理。
5. 记录天麻、大丽菊与紫茉莉薄层色谱与结果。

（靳　鑫）

实验十三　动物类生药
——鹿茸、麝香、牛黄、羚羊角

【实验目的】

1. 掌握鹿茸、麝香、牛黄、羚羊角及其类似品或伪品的性状特征。
2. 掌握鹿茸和羚羊角的组织构造。
3. 掌握鹿茸、麝香和牛黄的粉末特征。
4. 掌握牛黄的定性检测方法。

【实验材料】

1. 药材 鹿茸（花鹿茸，马鹿茸各规格），麝香，牛黄，羚羊角及其类似品或伪品。

2. 切片 鹿茸横切片，羚羊角纵切片。

3. 粉末 鹿茸，麝香，牛黄，羚羊角。

【仪器与试剂】

1. 仪器 显微镜，载玻片，盖玻片，解剖针，镊子，刀片，培养皿，擦镜纸，纱布，酒精灯，烧杯，锥形瓶，具塞刻度试管，滴管，滤纸，脱脂棉，槽针，坩埚，分液漏斗等。

2. 试剂 水合氯醛，稀甘油，蒸馏水，乙醇，乙醚，盐酸，硫酸，醋酐，氢氧化钡溶液，冰醋酸等。

【内容与方法】

一、性状鉴别

1. 花鹿茸和马鹿茸

鉴别要点：外表颜色，分枝的多少及粗细，毛茸的疏密，骨化程度等。

2. 花鹿茸的二杠和三岔

鉴别要点：分枝的多少，花鹿茸有一个分枝者为二杠，两个分枝者为三岔。

3. 毛壳麝香和麝香仁

鉴别要点：外形，香气，是否油润，有无银皮、细毛等。

4. 天然牛黄和人工牛黄

鉴别要点：外形，色泽，挂甲，有无层纹，乌金衣，入口是否有清凉感等。

5. 羚羊角及其类似品，掺伪品

鉴别要点：外形，色泽，有无血丝，轮节，握把，通天眼，骨塞等。

二、显微鉴别

1. 鹿茸

（1）镜检鹿茸横切片的组织构造。

鉴别要点：外皮层，真皮层，原胶纤维层，骨质层的分界和组成等（图2-60）。

（2）取鹿茸粉末少许，置于载玻片上，制作水合氯醛透化片，镜检粉末显微特征。

鉴别要点：表皮角质层，毛茸，骨碎片，未骨化骨组织碎片，角化梭形细胞等（图2-61）。

2. 麝香 取麝香粉末少许，置于载玻片上，制作水合氯醛透化片，镜检粉末显微特征。

鉴别要点：分泌物团块，结晶，表皮碎皮，麝毛等（图2-62）。

3. 羚羊角 镜检羚羊角纵切面的组织构造。

鉴别要点：髓管，髓细胞，基本角质细胞等（图2-63）。

4. 牛黄 取麝香粉末少许，置于载玻片上，制作水合氯醛片，不加热透化，镜检粉末显微特征。

鉴别要点：多数黄棕色或棕红色小颗粒集成的不规则团块，装片过程中颜色的变化（图2-64）。

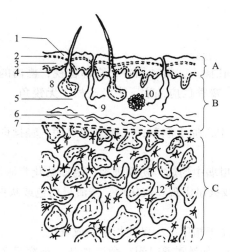

图 2-60　鹿茸横切面简图

1. 角质层；2. 鳞状细胞层；3. 颗粒细胞层；4. 乳头层；
5. 网状层；6. 胶原纤维层；7. 棱形细胞层；8. 毛干、毛囊；
9. 汗腺导管；10. 皮脂腺；11. 骨小梁间隙；12. 骨陷窝
A. 表皮层 B. 真皮层 C. 骨小梁

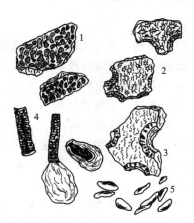

图 2-61　梅花鹿（幼角）粉末图

1. 表皮角质层；2. 毛茸；
3. 骨碎片；4. 未骨化骨组织碎片；
5. 角化棱形细胞

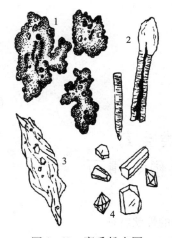

图 2-62　麝香粉末图

1. 分泌物团块；2. 麝毛；3. 表皮组织碎片；4. 晶体

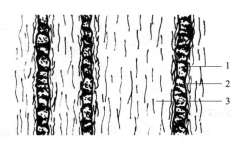

图 2-63　羚羊角中部纵切面图

1. 髓；2. 皮层组织；3. 角质组织

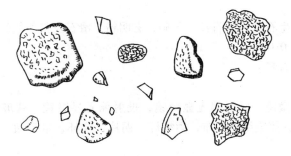

图 2-64　牛黄粉末图

三、理化鉴别

1. 麝香

（1）冒槽　取毛壳麝香用特制槽针从囊孔插入，转动槽针，立即检视，槽内的麝香仁应有逐渐膨胀高出槽面的现象，习称"冒槽"。麝香仁应油润，颗粒疏松，无锐角，香气浓烈。不应有纤维等异物或异常气味。

（2）水试　取麝香仁粉末少量，置手掌中，加水润湿，应搓之能成团，轻揉即散，不应黏手，染手，顶指或结块。

（3）火试　取麝香仁少量，置于炽热的坩埚中灼烧，初则迸裂，随即熔化膨胀起泡似珠，香气浓烈四溢，应无毛，肉烧焦臭，无火焰或火星出现。灰化后，残渣呈白色或灰白色。

2. 牛黄

（1）挂甲　取本品少量，加清水调和，涂于指甲上，可使指甲染成黄色。

（2）甾醇类反应　取牛黄0.1g置试管中，加冰醋酸1ml，微微加热，观察显色反应；冷却至室温后，小心滴加等容积的硫酸，观察显色反应。

（3）胆红素反应　取牛黄0.1g，分别置于试管中，分别滴加盐酸1ml和乙醚10ml，振摇至乙醚层显黄褐色时，取乙醚层置于试管中。取乙醚液1ml，滴加氢氧化钡溶液5ml，振摇，观察沉淀现象；另取乙醚液1ml，加醋酐1ml与硫酸2滴，观察显色反应。

【实验报告】

1. 比较各规格花鹿茸与马鹿茸的性状特征。

2. 绘制鹿茸，麝香和牛黄的粉末特征图。

3. 记录麝香和牛黄的理化鉴定结果，并说明原理。

（税丕先）

实验十四　矿物类生药
——朱砂、石膏、芒硝、滑石

【实验目的】

1. 掌握朱砂、石膏、芒硝和滑石及其类似品或伪品的性状特征。

2. 掌握朱砂和石膏的理化鉴别方法。

3. 了解朱砂的显微鉴别方法。

【实验材料】

1. 药材　朱砂，生石膏，煅石膏，芒硝，玄明粉，滑石及其类似品或伪品。

2. 朱砂磨片（厚0.03mm）。

3. 粉末　朱砂，石膏。

【仪器与试剂】

1. 仪器　光学显微镜，反射偏光显微镜，投射偏光显微镜，载玻片，盖玻片，解剖针，镊子，刀片，培养皿，擦镜纸，纱布，酒精灯，铜片，烧杯，锥形瓶，具塞刻度试管，滴管，滤纸，铂丝棒等。

2. 试剂　稀甘油，蒸馏水，乙醇，盐酸溶液，硝酸溶液，氢氧化钠溶液，硫酸铵溶液，氯化钡溶液，碘化钾溶液，硝酸钾，1%高锰酸钾溶液，硫氰酸铵滴定液等。

【内容与方法】

一、性状鉴别

1. 朱宝砂，镜面砂，豆瓣砂，水飞朱砂

鉴别要点：外形，颜色，金刚光泽，条痕颜色，比重，硬度等。

2. 生石膏和煅石膏

鉴别要点：外形（纤维状），表面，外表颜色，丝绢样光泽，质地等。

3. 芒硝和玄明粉

鉴别要点：外形，粗细，颜色，质地，断面玻璃样光泽等。

4. 滑石和滑石粉

鉴别要点：外形，粗细，颜色，质地，断面蜡样光泽，条痕颜色，透明度，滑腻感等。

二、显微鉴别

朱砂

（1）普通显微鉴别。

鉴别要点：颗粒形状，大小，色泽等。

（2）反射偏光显微鉴别。

鉴别要点：晶形，结晶习性，解理，硬度，颜色，反射率，双反射效应，偏光色等。

（3）透射偏光显微鉴别。

鉴别要点：晶形，颜色，解理，突起，干涉色，双折射率等。

三、理化鉴别

1. 朱砂

（1）粉末用盐酸湿润后，在光洁的铜片上摩擦，铜片表面显银白色光泽，加热烘烤后，银白色消失。

（2）取粉末2g，加盐酸-硝酸（3∶1）的混合液2ml使溶解，蒸干，加水2ml使溶解，滤过，得供试品溶液，分置3个试管中。

汞盐鉴别反应 取1试管，滴加氢氧化钠溶液1~2滴，观察沉淀现象；取另1试管，加碘化钾溶液，直至沉淀出现，观察沉淀现象。继续滴加碘化钾溶液，至沉淀溶解，再加依次滴加氢氧化钠溶液和硫酸铵溶液，观察沉淀现象。

硫酸盐鉴别反应 取1试管，滴加氯化钡溶液，观察沉淀现象。分离沉淀，加盐酸或硝酸沉淀不溶解。

（3）含量测定 取本品粉末约0.3g，精密称定，置锥形瓶中，加硫酸10ml与硝酸钾1.5g，加热使溶解，放冷，加水50ml，并加1%高锰酸钾溶液至显粉红色，再滴加2%硫酸亚铁溶液至红色消失后，加硫酸铁铵指示液2ml，用硫氰酸铵滴定液（0.1mol/L）滴定。每1ml硫氰酸铵滴定液（0.1mol/L）相当于11.63mg的硫化汞（HgS）。

本品含硫化汞（HgS）不得少于96.0%。

2. 石膏

（1）取本品一小块（约2g），置具有小孔软木塞的试管内，灼烧，管壁有水生成，小块变为不透明体。

（2）取本品粉末 0.2g，加稀盐酸 10ml，加热使溶解，得供试品溶液，置于试管中。

钙盐鉴别反应 取铂丝，用盐酸湿润后，蘸取供试品，在无色火焰中燃烧，火焰即显砖红色。

硫酸盐鉴别反应 取试管，滴中加氯化钡溶液，观察沉淀现象，分离沉淀，加盐酸或硝酸沉淀不溶解。

【实验报告】

1. 比较朱宝砂、镜面砂、豆瓣砂和水飞朱砂、石膏和煅石膏、芒硝和玄明粉、滑石和滑石粉各组的性状特征。

2. 绘制朱砂的普通显微鉴别图。

3. 记录朱砂的理化鉴别结果，并说明原理。

（税丕先）

实验十五　生药的含量测定
——HPLC 法测定黄柏中小檗碱的含量

【实验目的】

1. 掌握 HPLC 法在测定生药材有效成分含量中的应用。

2. 熟悉 HPLC 仪器的操作规程和维护方法。

【实验材料】

药材：黄柏粉末（产地：辽宁）过 3 号筛。

对照品：盐酸小檗碱对照品（中国食品药品检定研究院）。

材料：微量进样器（25μl），0.45μm 微孔滤膜，容量瓶（10ml、100ml），具塞锥形瓶，滴管等。

【仪器与试剂】

1. 仪器 高效液相色谱仪，超声波清洗仪，浙江智达 N2000 工作站，柱温箱，分析天平，色谱柱等。

2. 试剂 纯净水，乙腈（色谱纯），磷酸（分析纯）等。

【内容与方法】

1. 色谱条件 C_{18} 色谱柱（150mm × 4.6mm，5μm）；流动相：乙腈-0.1% 的磷酸溶液（50∶50）；流速：1.0ml/min；检测波长：265nm；柱温：30℃；进样量：10μl。对照品色谱图，如图 2-65 所示。

2. 对照品溶液的制备 精密称取盐酸小檗碱对照品 2.0mg，至 10ml 容量瓶中，加流动相溶解，并稀释至刻度，制成每 1ml 含 0.2mg 盐酸小檗碱的对照品溶液。

3. 供试品溶液的制备 称取干燥至恒重的黄柏药材粉末 1.0g，置 100ml 具塞锥形瓶中，精密加入流动相 50ml，称定质量，浸泡 30 分钟后，超声提取 30 分钟，取出放冷至室温，再称定质量，用流动相补足损失的质量，摇匀，滤过，经 0.45μm 微孔滤膜滤过，得供试品溶液。

4. 线性关系考察 分别精密量取对照品溶液 1.0、2.0、3.0、4.0、5.0ml，分别置于 10ml

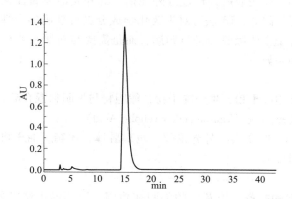

图 2-65 盐酸小檗碱对照品溶液 HPLC 色谱图

容量瓶中，用流动相稀释，定容至刻度，摇匀，作为标准系列溶液。进样分析，记录峰面积。以各对照品溶液的质量浓度 X 为横坐标，色谱峰面积 Y 为纵坐标，求得回归方程。

5. 精密度试验 精密量取对照品和供试品溶液各 10μl，进样分析，连续测定色谱峰面积 6 次，计算对照品和供试品溶液峰面积的 RSD 值。

6. 重复性试验 取黄柏药材粉末，平行制备供试品溶液 6 份，进样分析，计算对照品液峰面积的 RSD 值。

7. 稳定性试验 取同一供试溶液，室温放置，分别于 0、1、2、3、4、5 小时，进样分析，计算 5 小时内对照品和供试品溶液的峰面积 RSD 值。

8. 回收率试验 精密称取干燥至恒重的黄柏药材粉末各 1.0g，共 6 份。每份分别加入等同于药材样品中相应量的盐酸小檗碱对照品。制备供试品溶液，进样分析，计算回收率。

9. 样品测定 精密称取同一干燥至恒重的黄柏药材粉末 3 份，每份 1.0g，制备供试品溶液，进样分析，并计算样品中盐酸小檗碱的含量（《中国药典》2015 年版规定黄柏含盐酸小檗碱以盐酸小檗碱计，不得小于 3.0%）。

【实验报告】
1. 按科研论文格式记录实验中测定的数据。
2. 计算黄柏药材中盐酸小檗碱的含量。
3. 记录并探讨实验中出现的问题及原因。

（靳　鑫）

实验十六　生药的真伪鉴定
——IR 法鉴定熊胆及其伪品

【实验目的】
1. 掌握 IR 法定性鉴别动物胆类生药真伪的原理。
2. 掌握熊胆、牛胆与猪胆的红外光谱特征。
3. 熟悉样品制备及红外光谱测绘的方法。

【实验原理】　当用红外光照射化合物时，分子中的主要官能团可发生振动吸收，从而在

$4000\sim400cm^{-1}$ 的范围内产生吸收峰，形成红外光谱。红外光谱专属性强，几乎没有两种化合物的红外光谱完全相同。因此，IR 法可对生药化学成分进行准确的定性鉴别。通常生药的红外光谱的解析不是对各个主要吸收峰进行归属，而是需要与对照品或标准图谱进行对比，找出不同谱图中的特征和差异。

【实验材料】

药材：熊胆粉，猪胆冻干粉，牛胆冻干粉，熊胆粉与牛胆粉混合品。

对照品：牛黄熊去氧胆酸（Tauroursodeoxycholic Acid）。

【仪器与试剂】 傅立叶变换红外光谱仪，玛瑙乳钵，冰箱，油压机，冷冻干燥机，乳钵等；溴化钾（过 200 目筛）。

【内容与方法】

1. 牛胆粉，猪胆粉的制备 取新鲜的牛胆和猪胆，用蒸馏水洗净外皮后，剪开胆囊膜，吸出胆汁，加等体积蒸馏水，转移至茄形瓶，于冰箱冷冻后，置冷冻干燥机上，冻干，取出，得牛胆粉和猪胆粉，称重，密封保存。

2. 熊胆，牛胆与猪胆红外光谱的测定

（1）压片

熊胆粉压片 称取熊胆粉约 2.0mg，置于玛瑙乳钵中，研磨，加干燥的溴化钾粉末（过 200 目）约 400mg，继续研磨至混匀。将混匀的粉末加到压片模具（13mm）中，铺匀，合上模具，置油压机中先抽气约 2 分钟，以除去粉末中的空气和湿气，边抽气边加压至 $180\sim200kg/cm^2$，压制 $2\sim5$ 分钟，取出压成透明的片状物，装入样品架，待测。

其他胆粉压片 分别取牛胆粉，猪胆粉和熊胆粉与牛胆粉的混合品各约 20mg，按上述方法压片。

牛磺熊去氧胆酸对照品压片 另取牛磺熊去氧胆酸对照品 1.0mg，按上述方法压片。

（2）红外光谱测绘 先用空白溴化钾片进行背景空白测定。再将上述 5 个样品置于红外仪光路中，选中适宜的光学参数和扫描次数，在 $4000\sim400cm^{-1}$ 间测定红外光谱。

3. 结果分析

（1）分析牛磺熊去氧胆酸对照品的红外光谱，对主要的特征性峰进行归属。

（2）以牛磺熊去氧胆酸对照品作对照，对熊胆，牛胆，猪胆和熊胆与牛胆混合品的 4 个样品的红外光谱进行解析。

【实验报告】

1. 填表比较熊胆，猪胆和牛胆化学结构的异同点。

成　分	R_1	R_2	R_3	R_4	熊胆	牛胆	猪胆
胆酸 （CA）							
去氧胆酸 （DCA）							
熊去氧胆酸 （UCA）							
鹅去氧胆酸 （CDCA）							
猪去氧胆酸 （HDCA）							

2. 解析熊胆，猪胆和牛胆及熊胆与猪胆混合品的红外光谱，并记录它们的特征性峰。

（靳　鑫）

实验十七　生药的真伪鉴定
——UV 法鉴定阿胶及其伪品

【实验目的】

1. 掌握 UV 法鉴定生药材的原理。

2. 熟悉阿胶及其伪品的紫外光谱特征。

3. 熟悉样品制备方法和紫外分光光度计的操作流程。

【实验原理】　紫外光谱法适用于生药材含在 200～400nm 处有最大吸收波长的化学成分的测定。此法摆脱了单一化合物限制，可对复杂的混合物进行测定。既可用于生药的定性分析又可做定量测定。在一定条件下，同一种药材有相同的紫外吸收光谱图谱，其中的吸收峰数目和对应的吸收波长的不同代表了该生药紫外光谱的特异性。

【实验材料】

药材：阿胶，猪皮胶，牛皮胶。

【仪器与试剂】

1. 仪器　紫外分光光度计，超声波清洗仪，烧杯，具塞锥形瓶，具塞刻度试管，滴管，滤纸，脱脂棉等。

2. 试剂　蒸馏水，50%乙醇，无水乙醇等。

【内容与方法】

1. 供试品溶液的制备　分别称取阿胶，猪皮胶，牛皮胶各 0.5g，置于 250ml 具塞锥形瓶中，加入 50%乙醇 100ml，50℃超声 1 小时，过滤，得供试品溶液（5.0mg/ml）。

2. 紫外吸收光谱的测定　将上述 3 种供试品溶液分别置于 1cm 石英参比池中，以 50%乙醇为空白对照，测定其紫外吸收光谱。

3. 结果分析　记录并归纳阿胶，猪皮胶和牛皮胶 3 种胶类药材的紫外吸收光谱曲线的吸收峰数目和各峰位置，建立紫外谱线数据库。

【实验报告】 按下表记录阿胶，猪皮胶和牛皮胶的紫外图谱，建立紫外谱线数据库。

药　材	提取溶剂／方法／时间	浓度（mg/ml）	吸收峰数目	λ_{max}（nm）
阿胶				
猪皮胶				
牛皮胶				

（靳　鑫）

第三章　综合性实验

实验十八　中成药的鉴别——五苓散的鉴别

【实验目的】

1. 掌握中成药五苓散的显微鉴别方法。

2. 掌握五苓散中泽泻、肉桂、白术的薄层鉴别方法。

【实验材料】　茯苓、泽泻、猪苓、肉桂、炒白术的粉末。

五苓散（处方与制法：茯苓 180g、泽泻 300g、猪苓 180g、肉桂 120g、炒白术 180g。以上五味，粉碎成细粉，过筛，混匀，分装即得）。

【仪器与试剂】

1. 仪器　显微镜，载玻片，盖玻片，解剖针，镊子，刀片，培养皿，擦镜纸，纱布，酒精灯，烧杯，锥形瓶，滴管，滤纸，脱脂棉，紫外灯等。

2. 试剂　水合氯醛，稀甘油，蒸馏水，乙醇，5% 香草醛-硫酸溶液，石油醚（60～90℃），乙酸乙酯，二硝基苯肼乙醇试液溶液，环己烷，丙酮，正己烷等。

【内容与方法】

一、性状鉴别

五苓散为淡黄色的粉末；气微香，味微辛。

二、显微鉴别

取本品粉末少许，置于载玻片上，分别制作水封片和水合氯醛透化片，镜检粉末显微特征。

茯苓：不规则分枝状团块无色，遇水合氯醛溶液溶化；菌丝无色或淡棕色，直径 4～6μm。

猪苓：菌丝黏结成团，大多无色；草酸钙方晶正八面体形，直径 32～60μm。

泽泻：薄壁细胞类圆形，有椭圆形纹孔，集成纹孔群；内皮层细胞垂周壁波状弯曲，较厚，木化，有稀疏细孔沟。

白术：草酸钙针晶细小，长 10～32μm，不规则地充塞于薄壁细胞中。

肉桂：纤维单个散在，长梭形，直径 24～50μm，壁厚，木化；石细胞类方形或类圆形，壁一面菲薄（图 3-1）。

三、理化鉴别

1. 取本品 4g，加甲醇 20ml，超声处理 30 分钟，滤过，滤液蒸干，残渣加甲醇 1ml 使溶

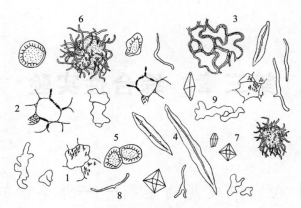

图 3-1 五苓散粉末图

1. 草酸钙针晶（白术）；2. 薄壁细胞（泽泻）；3. 内皮层细胞（泽泻）；4. 纤维（肉桂）；
5. 石细胞（肉桂）；6. 菌丝黏结成团（猪苓）；7. 草酸钙结晶（猪苓）；
8. 无色菌丝（茯苓）；9. 分枝状团块（茯苓）

解，作为供试品溶液。另取泽泻对照药材 1g，同法制成对照药材溶液。吸取上述两种溶液，分别点于同一硅胶 G 薄层板上，以环己烷-乙酸乙酯-丙酮（4∶1∶1）为展开剂，展开，取出，晾干，喷以 5% 香草醛-硫酸溶液，在 105℃ 加热显色，观察并记录显色结果。

2. 取本品 4g，加乙醇 20ml，振摇 20 分钟，滤过，取滤液作为供试品溶液。另取桂皮醛对照品适量，加乙醇制成对照品溶液。吸取上述两种溶液，分别点于同一硅胶 G 薄层板上，以石油醚（60~90℃）-乙酸乙酯（17∶3）为展开剂，展开，取出，晾干，喷以二硝基苯肼乙醇溶液，观察并记录显色结果。

3. 取本品 3g，加正己烷 10ml，超声处理 15 分钟，滤过，滤液作为供试品溶液。另取白术对照药材 0.5g，加正己烷 2ml，同法制成对照药材溶液。吸取上述两种溶液，分别点于同一硅胶 G 薄层板上，以石油醚（60~90℃）-乙酸乙酯（50∶0.5）为展开剂，展开，取出，晾干，喷以 5% 香草醛-浓硫酸溶液，在 105℃ 加热显色，观察并记录显色结果。

【实验报告】
1. 绘制出鉴别五苓散的主要粉末特征图。
2. 写出五苓散的薄层色谱的检定报告。

（周　群）

实验十九　未知生药混合粉末的显微鉴别

【实验目的】
1. 训练学生实践操作，提升其分析问题、解决问题及对知识综合运用能力。
2. 考查学生对前期实验内容掌握情况，特别是生药显微鉴别能力。

【实验材料】　粉末：何首乌，金银花，黄芩，黄连，大黄，人参，黄柏，薄荷，龙胆，当归粉末。

【仪器与试剂】
1. 仪器　显微镜，载玻片，盖玻片，擦镜纸，酒精灯，滴管，滤纸等。

2. 试剂　水合氯醛，稀甘油，蒸馏水。

【实验方法】

将上述生药粉末，两两预混，贴上序号标签，并记录预混生药名称。然后，将生药粉末分发给学生。

取上述粉末少许，置于载玻片上，制作稀甘油封藏片和水合氯醛透化片等，镜检粉末显微特征。

【实验报告】

1. 绘制镜下观察粉末显微图。

2. 写出未知粉末的生药鉴别结果，并归属显微构造。

（张东方）

附　录

附录一　显微镜的使用及清洁

一、显微镜的使用方法

1. 观察前的准备

（1）显微镜是光学精密仪器，在使用时要特别小心，使用前要熟悉显微镜的结构和性能，检查各种零件是否完好无损。镜身有无灰尘，镜头是否清洁，做好必要的清洁和调整工作。

（2）取镜和安放　右手握住镜臂手柄，左手托住镜座。把显微镜放在平稳的实验台上，略偏左。镜座距实验台边沿约为1寸左右。镜检者姿势要端正，一般用左眼观察，右眼便于绘图或记录，两眼必须同时睁开，以减少疲劳，亦可练习左右眼均能观察。

（3）调节光源　安插好电源线，打开电源开关，调整照明光亮度。对光时应避免直射光源，因直射光源影响物像的清晰，损坏光源装置和镜头，并刺激眼睛。晴天可直接用窗外的散射光，如明暗天气，可用8~30W日光灯或显微镜灯照明。调节光源及光照的一般步骤：将低倍物镜旋至镜筒下方，旋转粗调节轮，使镜头和载物台的距离约为0.5cm左右。上升聚光器，使与载物台表面同样高。否则使用油镜时光线较暗。左眼看目镜，调节反光镜镜面角度（反光镜有凹、平两面，光线较强自然光源，宜用平面镜；光线较弱的天然光源或人工光源，宜用凹面镜）。对光使全视野内为均匀的明亮度。检查染色标本时，光线应强；检查未染色标本时，光线不宜太强。可通过扩大或缩小光圈、升降聚光器、旋转反光镜调节光线。

2. 放置标本　调节粗调焦旋钮，使载物台降低。打开样本夹，自前向后把标本放入载物台。标本放稳后，将样本夹轻轻放回原位。

3. 低倍镜观察　检查标本须先用低倍镜观察，因为低倍镜视野较大，易发现目标和确定检查的位置。先将标本载玻片置于载物台上，将10倍物镜放入光路，标本要正对通光孔。转动粗准焦螺旋，使镜筒缓缓下降，直到物镜接近载玻片。眼睛看着物镜以免物镜碰到载玻片标本。左眼看目镜，同时反时针慢慢旋转粗调节轮，当在视野内出现物像后，改用细调节轮，上下微微转动，直至视野内获得清晰的物像。然后认真观察标本各部位，确定并将需进一步要观察的部位移视野中央，准备用高倍镜观察。

4. 高倍镜观察　将高倍镜转至正下方，在转换接物镜时，需用眼睛在侧面观察，避免镜头与载玻片相撞。然后由接目镜观察，再仔细调节光圈和聚光镜，使光线的明亮度适宜，同时再仔细正反两方向微转动细调节轮，直至获得清晰的物像后为止，找到最适宜于观察的部位。

5. 油镜观察

（1）上升聚光器，全开虹彩光圈。

（2）用粗调节轮提起镜筒或下降载物台，转动转换器将油镜转至镜筒正下方。在载玻片标本的镜检部位滴上 1 滴香柏油。右手顺时针方向慢慢转动粗调节轮使镜筒下降或载物台上升，与此同时，从显微镜的侧面观察使油镜浸入油中，直到几乎与标本接触时为止。注意不要压到标本，以免压碎载玻片，甚至损坏油镜头。

（3）从接目镜内观察，进一步调节光线，使光线明亮，再用粗调节轮将镜筒徐徐上升或将载物台徐徐下降，直到视野内出现物像为止，然后用细调节轮校正焦距。如油镜已离开油面而仍未见物像，必须再从侧面观察，将油镜降下，重复操作至看清物像为止。

6. 换片 观察完一个标本后，如果想要再观察另一标本时，需先将高倍物镜（或油镜）转回到低倍物镜，取出标本，按放片的方法换上新片，方可观察。千万不可在高倍物镜（或油镜）下换片，以防损坏镜头。

二、显微镜的清洁与保养

（1）光学镜头的清洁 一般采用先吹，后刷，再擦拭的方法。吹，就是用吹气球（或用洗耳球）吹掉镜头表面的附着物。但不能用口直接吹气。吹不掉时，可用干净的专用清洁毛刷轻轻地刷。经上述两种方法处理后镜头表面仍有污物时，用擦镜纸稍蘸少许二甲苯轻轻擦拭。如果发现镜头发霉长雾时，可用擦镜纸蘸少许无水酒精和乙醚的混合液擦拭，但液体不能太多，停留时间要短，以免渗入镜头内部造成腐蚀。油镜头每次用过后要及时擦拭先用擦镜纸擦去镜头上的油，再取一张擦镜纸，滴上少量的二甲苯擦拭，然后再取一张新的擦镜纸将镜头上残留的二甲苯擦净。否则黏固透镜的胶质会被二甲苯溶解，日久镜片易移位脱落。

（2）机械装置如有污渍，可用干净的柔软细布擦拭；如果擦不掉，可用擦镜纸或细绸布蘸点二甲苯擦拭。应注意不能用酒精、乙醚等化学品，以免腐蚀装置表面的油漆。

（3）下降聚光器，打开虹彩光圈，使反光镜垂直于镜座，以免积聚灰尘。

（4）使显微镜的各部件恢复回原位，下降镜筒，使物镜呈"八"字形置于载物台上，然后将显微镜送回镜箱中。

（5）显微镜应存放在干燥阴凉的地方，不要放在强烈的日光下暴晒，梅雨季节应在显微镜箱内放置干燥剂（硅胶），如长时间不用，则光学部分应卸下放在干燥器中，以免受潮生霉。

（6）显微镜应严禁与挥发性药品或腐蚀性药品放在一起，如碘片、盐酸、硫酸等药品。

（王晓华）

附录二 常用显色剂的使用及配制

一、通用显色剂

1. 碘蒸汽 检查不饱和或者芳香族化合物，一般显黄棕色。
将碘结晶置于密闭容器内产生饱和碘蒸气。

2. 硫酸–乙醇试液 喷后 105℃ 加热 15 分钟，各物质显不同颜色。
取硫酸 57ml，加乙醇稀释至 1000ml。

3. 铁氰化钾-三氯化铁试剂 还原性物质显蓝色，再喷 2mol/L 盐酸溶液，蓝色加深。

溶液Ⅰ：取铁氰化钾 1g，加水 10ml 使溶解，即得 1% 铁氰化钾溶液。

溶液Ⅱ：取三氯化铁 2g，加水 10ml 使溶解，即得 2% 三氯化铁溶液。

应用时溶液Ⅰ和溶液Ⅱ等量混合。

二、生物碱显色剂

1. 碘化铋钾试液 与生物碱和某些含氮化合物显红棕色。

碱式硝酸铋 0.85g，加冰醋酸 10ml 与水 40m 溶解后，加碘化钾溶液 20ml，摇匀。

2. 改良碘化铋钾试液 与生物碱和某些含氮化合物显橙红色。

碘化铋钾试液 1ml，加 0.6mol/L 盐酸溶液 2ml，加水至 10ml。

3. 碘化钾碘试液 与生物碱显类棕色或褐色。

碘化钾 1.5g 与碘 0.5g，加水 25ml 使溶解。

三、黄酮类显色剂

黄酮类化合物在紫外灯下大多数呈现不同颜色，采用氨气熏、喷氢氧化钠（钾）或三氯化铝试液等碱性溶液，则颜色变深或变色。

1. 氨气

2. 10%氢氧化钠（钾）溶液 氢氧化钠（钾）10g，加水使溶解成 100ml。

3. 三氯化铝试液 三氯化铝 1g，加乙醇溶液使溶解成 100ml。

4. 乙酸镁甲醇溶液 乙酸镁 2g，加甲醇使溶解成 100ml。

5. 硼氢化钾试剂 硼氢化钾 2g，加异丙醇使溶解成 100ml。喷显色剂 5 分钟后，将薄层板放入浓盐酸蒸汽槽内。

四、蒽醌类显色剂

蒽醌及其苷类在日光下显黄色，在紫外下则显黄红、橙色荧光，在薄层上采用氨气薰或喷氢氧化钾等碱性溶液，则颜色变深或变色。

1. 氨气

2. 10%氢氧化钾甲醇溶液 氢氧化钾 10g，加甲醇使溶解成 100ml。

3. 3%氢氧化钠溶液 氢氧化钠 3g，加水使溶解成 100ml。

4. 0.5%乙酸镁甲醇溶液 喷显色剂后 90℃加热 5 分钟，呈橙红色到紫蓝色。

乙酸镁 0.5g，加甲醇溶液使溶解成 100ml。

五、糖类显色剂

1. α-萘酚试液 喷显色剂后 100℃加热 3~6 分钟，多数糖呈蓝色，鼠李糖呈橙色。

15%α-萘酚乙醇溶液 10.5ml，缓慢加硫酸 6.5ml，混匀后再加乙醇 40.5ml 及水 4ml，混匀。

2. Fehing 试液 检测还原糖。

溶液Ⅰ：结晶硫酸铜 6.23g，加水至 100ml。

溶液Ⅱ：酒石酸钾钠 34.6g 及氢氧化钠 10g，加水至 100ml。

应用时溶液Ⅰ和溶液Ⅱ等量混合。

六、酚类显色剂

1. 三氯化铁试液

三氯化铁 9g，加水使溶解成 100ml。

2. 三氯化铁-铁氰化钾试液

溶液Ⅰ：三氯化铁 2g，加水使溶解成 100ml。

溶液Ⅱ：铁氰化钾 1g，加水 10ml 使溶解。

应用时溶液Ⅰ和溶液Ⅱ等体积混合。

七、皂苷类显色剂

1. 磷钼酸试液　喷显色剂后 140℃加热 5~10 分钟，皂苷元呈深蓝色。

磷钼酸 5g，加无水乙醇使溶解成 100ml。

2. 三氯化锑试液　喷显色剂后 90℃加热 10 分钟，不同皂苷元在可见光或紫外光下呈不同颜色。

三氯化锑饱和的三氯甲烷溶液。

3. 碘蒸气　薄层置碘蒸气中，皂苷元呈棕黄色。

八、强心苷类显色剂

1. 碱性苦味酸试液

溶液Ⅰ：苦味酸 1g，加乙醇使溶解成 100ml。

溶液Ⅱ：氢氧化钠 5g，加水 100ml 使溶解。

应用时溶液Ⅰ和溶液Ⅱ等体积混合。

2. 碱性 3，5-二硝基苯甲酸试剂

溶液Ⅰ：3，5-二硝基苯甲酸 2g，加甲醇使溶解成 100ml。

溶液Ⅱ：氢氧化钾 11g，加水 100ml 使溶解。

应用时溶液Ⅰ和溶液Ⅱ等体积混合。

3. 乙酐-浓硫酸试液　5ml 乙酐与 5ml 浓硫酸混合，并将其加入 50ml 无水乙醇中。

九、挥发油类显色剂

1. 茴香醛试液　喷显色剂后 105℃加热 5~10 分钟，挥发油中各成分呈不同颜色。

茴香醛 0.5ml，加乙酸 50ml 使溶解，加硫酸 1ml 溶解。

2. 香草醛试液　香草醛 0.1g，加盐酸 10ml 使溶解。

十、有机酸类显色剂

1. 溴酚蓝指示剂　0.04%溴酚兰乙醇溶液，用 0.1mol/L 氢氧化钠溶液调至微碱性。

2. 溴甲酚紫-柠檬酸试剂　溴甲酚紫 25mg 及柠檬酸 100mg 溶于丙酮-水（9：1）混合液 100ml。

十一、氨基酸、蛋白质类显色剂

1. 茚三酮试液　喷显色剂后 60~80℃加热 5~10 分钟，呈红色。

茚三酮 2g，加乙醇使溶解成 100ml。

2. 双缩脲试剂

溶液Ⅰ：硫酸铜 1g，加水使溶解成 100ml。

溶液Ⅱ：氢氧化钠 40g，加水使溶解成 100ml。

应用前溶液Ⅰ与溶液Ⅱ等量混合。

十二、鞣质类显色剂

除具一般酚性化合物反应的显色剂外。

1. 铁铵明矾试剂 硫酸铁铵结晶 1g，加水使溶解成 100ml。

2. 氯化钠明胶试剂 明胶 1g，加水 50ml 使溶解，加氯化钠 1g 使溶解，加水至 100ml。

（刘　芳）

附录三　常用显微镜检试剂

1. 蒸馏水

配置方法：蒸馏水。

使用方法：滴加 1 滴，将样品封藏制片。

备注：一般观察细胞、淀粉粒等及洗涤、切片。

2. 稀甘油溶液

配置方法：甘油-水（1∶1）。

使用方法：滴加 1 滴，将样品封藏制片。

备注：稍使细胞透明及溶解某些水溶性的细胞后含物，并使材料保持温润和软化。

3. 甘油乙醇水溶液

配置方法：甘油-乙醇-水（1∶1∶1）。

使用方法：滴加 1 滴，将样品封藏制片或用于清洗过剩的染色液。

备注：用于易产生气泡的物质或染色剂的场合。

4. 水合氯醛溶液

配置方法：水合氯醛 1g，溶于 1ml 蒸馏水中。

使用方法：滴加 1 滴，加热至近沸腾时，离火，反复操作至透化完全，滴加稀甘油封藏。

备注：能迅速透入组织使干燥而收缩的细胞膨胀，细胞组织透明清晰，并能溶解淀粉粒、树脂、蛋白质和挥发油。

5. 间苯三酚溶液

配置方法：间苯三酚 0.5g，溶于 25ml 乙醇中。

使用方法：滴加 1~2 滴，放置约 1 分钟，加盐酸 1 滴。

备注：用以鉴别木化细胞壁、木质化细胞、导管、纤维和石细胞显红色。

6. 固绿染液

配置方法：固绿 0.1~0.5g，加 100ml 乙醇溶解。

使用方法：滴加试液，放置数分钟后，镜检。

备注：可使纤维素的细胞壁和细胞质染成绿色。

7. 番红水溶液

配置方法：番红 1g，加 50% 乙醇 100ml 溶解。

使用方法：滴加试液，放置数分钟后，镜检。

备注：可使木质化、栓质化和角质化的细胞壁及细胞核中的染色体染成红色。

8. 稀碘液

配置方法：碘化钾 1g 溶于 100ml，再加碘 0.3g，置棕色瓶中。

使用方法：滴加试液，放置数分钟后，镜检。

备注：可使淀粉粒显蓝色，糊粉粒呈黄色。

9. 苏丹Ⅲ试液

配置方法：苏丹Ⅲ 0.01g，加 90% 乙醇 50ml 溶解后，加甘油 5ml，置棕色瓶内保存。

使用方法：滴加试液，放置数分钟后，加甘油乙醇水溶液封藏，镜检。

备注：可使角质层、木栓质细胞壁显红或橙红色，挥发油、树脂、脂肪等呈红色。

10. 紫草试液

配置方法：紫草根粗粉 10g，加 90% 乙醇 100ml，浸渍 24 小时后，过滤，滤液加等量甘油，混匀，放置 2 小时，过滤，置棕色瓶内保存。

使用方法：滴加试液，放置数分钟后，镜检。

备注：可使油滴显红色。

11. α-萘酚试液

配置方法：α-萘酚 10g，加 100ml 乙醇溶解。

使用方法：滴加试液 1~2 滴，1~2 分钟后，再加硫酸 1 滴。

备注：可使菊糖显紫红色，并很快溶解。

12. 亚甲基蓝溶液

配置方法：亚甲基蓝 1g，加 50%~70% 乙醇 500ml 溶解。

使用方法：滴加试液，放置数分钟后，镜检。

备注：可使黏液细胞、木质化细胞染成蓝色。

（刘　芳）

附录四　收载药材中文名、拉丁名及植（动）物基源拉丁学名对照表

药材中文名	药材拉丁名	基原植（动）物拉丁学名
白芍	Paeoniae Radix Alba	*Paeonia lactiflora* Pall.（芍药）
白术	Atractylodis Macrocephalae Rhizoma	*Atractylodes macrocephala* Koidz.（白术）
白芷	Angelicae Dahuricae Radix	*Angelica dahurica*（Fisch. ex Hoffm.）Benth. et Hook. f.（白芷）
		Angelica dahurica（Fisch. ex Hoffm.）Benth. et Hook. f. var. *formosana*（Boiss.）Shan et Yuan（杭白芷）

续表

药材中文名	药材拉丁名	基原植（动）物拉丁学名
百部	Stemonae Radix	*Stemona sessilifolia*（Miq.）Miq.（直立百部） *Stemona japonica*（Bl.）Miq.（蔓生百部） *Stemona tuberosa* Lour.（对叶百部）
板蓝根	Isatidis Radix	*Isatis indigotica* Fort.（菘蓝）
半夏	Pinelliae Rhizoma	*Pinellia ternata*（Thunb.）Breit.（半夏）
薄荷	Menthae Haplocalycis Herba	*Mentha haplocalyx* Briq.（薄荷）
波叶大黄	Rhei Hotaoensis Rhizoma et Radix	*Rheum hotaoense* C. Y. Cheng et C. Y. Kao（河套大黄）
苍术	Atractylodis Rhizoma	*Atractylodes lancea*（Thunb.）DC.（茅苍术） *Atractylodes chinensis*（DC.）Koidz.（北苍术）
草乌	Radix Aconiti Kusnezoffii	*Aconitum kusnezoffii* Reichb.（北乌头）
柴胡	Bupleuri Radix	*Bupleurum chinensis* DC.（柴胡） *Bupleurum scorzonerifolium* Willd.（狭叶柴胡）
赤芍	Paeoniae Radix Rubra	*Paeonia lactiflora* Pall.（芍药） *Paeonia veitchii* Lynch（川赤芍）
川贝母	Fritillariae Cirrhosae Bulbus	*Fritillaria cirrhosa* D. Don.［卷叶贝母（川贝母）］ *Fritillaria unibracteata* Hsiao et K. C. Hsia（暗紫贝母） *Fritillaria przewalskii* Maxim.（甘肃贝母） *Fritillaria delavayi* Franch.（梭砂贝母） *Fritillaria taipaiensis* P. Y. Li（太白贝母） *Fritillaria unibracteata* Hsiao et K. C. Hsia var. *wabuensis*（S. Y. Tang et S. C. Yue）Z. D. Liu，S. Wang et S. C. Chen（瓦布贝母）
川黄柏	Phellodendri Chinesis Cortex	*Phellodendron chinensis* Schneid.（黄皮树）
川乌	Radix Aconiti	*Aconitum carmichaeli* Debx.（乌头）
大黄	Rhei Radix et Rhizonma	*Rheum palmatum* L.（掌叶大黄） *Rheum tanguticum* Maxim. et Balf.（唐古特大黄） *Rheum officinale* Baill.（药用大黄）
大丽菊根	Dahliae Pinnatae Radix	*Dahlia pinnata* Cav.（大丽花）
丹参	Salviae Miltiorrhizae Radix et Rhizoma	*Salvia miltiorrhiza* Bge.（丹参）
当归	Angelicae Sinensis Radix	*Angelica sinensis*（Oliv.）Diels（当归）
党参	Codonopsis Radix	*Codonopsis pilosula*（Franch.）Nannf.（党参） *Codonopsis pilosula* Nannf. var. *modesta*（Nannf.）L. T. Shen（素花党参） *Codonopsis tangshen* Oliv.（川党参）
冬虫夏草	Cordyceps	*Cordyceps sinensis*（Berk.）Sacc.（冬虫夏草）
莪术	Curcumae Rhizoma	*Curcuma wenyujin* Y. H. Chen et C. Ling（温郁金） *Curcuma kwangsiensis* S. G. Lee et C. F. Liang（广西莪术） *Curcuma Phaeocaulis* Val.（莪术）

续表

药材中文名	药材拉丁名	基原植（动）物拉丁学名
儿茶	Catechu	*Acacia catechu*（L. f.）Willd.（儿茶）
茯苓	Poria	*Poria cocos*（Schw.）Wolf（茯苓）
附子	Aconiti Radix	*Aconitum carmichaeli* Debx.（卡氏乌头）
甘草	Glycyrrhizae Radix et Rhizoma	*Glycyrrhiza uralensis* Fisch.（乌拉尔甘草） *Glycyrrhiza inflata* Bat.（胀果甘草） *Glycyrrhiza glabra* L.（光果甘草）
狗脊贯众	Woodwardiae Rhizoma	*Woodwardia unigemmata*（Makino）Nakai（单芽狗脊蕨）
关黄柏	PhellodendriAmurensis Cortex	*Phellodendron amurense* Rupr.（黄檗）
何首乌	Polygoni Multiflori Radix	*Polygonum multiflorum* Thunb.（何首乌）
厚朴	Magnoliae Officinals Cortex	*Magnolia officinalis* Rehd. et Wils.（厚朴） *Magnolia officinalis* Rehd. et Wils. var. *biloba* Rehd. et Wils.（凹叶厚朴）
黄连	Coptidis Rhizoma	*Coptis chinensis* Franch.（黄连） *Coptis deltoidea* C. Y. Cheng et Hsiao（三角叶黄连） *Coptis teeta*Wall.（云南黄连）
黄芪	Astragali Radix	*Astragalus membranaceus*（Fisch.）Bge. var. *mongholicus*（Bge.）Hsiao（蒙古黄芪） *Astragalus membranaceus*（Fisch.）Bge.（膜荚黄芪）
黄芩	Scutellariae Radix	*Scutellaria baicalensis* Georgi（黄芩）
夹竹桃叶	Nerii Folium	*Nerium indicum*Mill.（夹竹桃）
荚果蕨贯众	Matteucciae Rhizoma	*Matteuccia struthiopteris*（L.）Todaro（荚果蕨贯众） *Woodwardia japonica*（L. f.）Sm.（狗脊蕨）
金银花	Lonicerae Flos	*Lonicera japonica* Thunb.（忍冬）
桔梗	Platycodi Radix	*Platycodon grandiflorum*（Jacq.）A. DC.（桔梗）
苦杏仁	Armeniacae Semen Amarum	*Prunus armeniaca* L. var. *ansu* Maxim.（山杏） *Prunus sibirica*L.（西伯利亚杏） *Prunus mandshurica*（Maxim.）Koehne（东北杏） *Prunus armeniaca* L.（杏）
羚羊角	Saigae Tataricae Cornu	*Saiga tatarica* L.（赛加羚羊）
龙胆	Gentianae Radix et Rhizoma	*Gentiana manshurica* Kitag.（条叶龙胆） *Gentiana scabra* Bge.（粗糙龙胆） *Gentiana triflora* Pall.（三花龙胆） *Gentiana rigescens* Franch.（坚龙胆）
鹿茸	Cervi Cornu Pantotrichum	*Cervus nippon* Temminck（梅花鹿） *Cervus elaphus* Linnaeus（马鹿）
麻黄	Ephedrae Herba	*Ephedra sinica* Stapf（草麻黄） *Ephedra intermedia* Schrenk et C. A. Mey.（中麻黄） *Ephedra equisetina* Bge.（木贼麻黄）
麦冬	Ophiopogonis Radix	*Ophiopogon japonicus*（L. f.）Ker-Gawl.（麦冬）

续表

药材中文名	药材拉丁名	基原植（动）物拉丁学名
绵马贯众	Dryopteris Crassirhizomatis Rhizoma	*Dryopteris crassirhizoma* Nakai（粗茎鳞毛蕨）
牡丹皮	Moutan Cortex	*Paeonia suffruticosa* Andr.（牡丹）
木香	Aucklandiae Radix	*Aucklandia lappa* Decne.（木香）
南五味子	Schisandraesphenantherae Fructus	*Schisandra sphenanthera* Rehd. et Wils.（华中五味子）
牛黄	Bovis Calculus	*Bos taurus domesticus* Gmelin（牛）
平贝母	FritillariaeUssuriensis Bulbus	*Fritillariaussuriensis* Maxim.（平贝母）
人参	Ginseng Radix et Rhizoma	*Panax ginseng* C. A. Mey.（人参）
肉桂	Cinnamomi Cortex	*Cinnamomum cassia* Presl.（肉桂）
三七	Notoginseng Radix et Rhizoma	*Panax notoginseng*（Burk.）F. H. Chen（三七）
山银花	Lonicerae Flos	*Lonicera macranthoides* Hand.－Mazz.（灰毡毛忍冬）*L. hypoglauca* Miq.（红腺忍冬）*Lonicera confusa* DC.（华南忍冬）*Lonicera fulvotomentosa* Hsu et S. C. Cheng（黄褐毛忍冬）
麝香	Moschus	*Moschus berezovskii*Flerov（林麝）*Moschus sifanicus* Przewalski（马麝）*Moschus moschiferus* L.（原麝）
水半夏	Typhonii Flagelliformis Rhizoma	*Typhonium flagelliforme*（Lodd.）Blume（鞭檐梨头尖）
天麻	Gastrodiae Rhizoma	*Gastrodia elata* Bl.（天麻）
五味子	Schisandrae Chinensis Fructus	*Schisandra chinensis*（Turcz.）Baill.（中华五味子）
西洋参	Panacis Quinquefolii Radix	*Panax quinquefolium* L.（西洋参）
亚香棒虫草		*Cordyceps hawkesii*Gray（亚香棒虫草）
伊犁贝母	FritillariaePallidiflora Bulbus	*Fritillariawalujewii* Rglel（新疆贝母）*Fritillariapallidiflora* Schrenk（伊犁贝母）
浙贝母	FritillariaeThunbergii Bulbus	*Fritillariathunbergii* Miq.（浙贝母）
知母	Anemarrhenae Rhizoma	*Anemarrhena asphodeloides* Bge.（知母）
紫茉莉根	Mirabilis Radix	*Mirabilis jalapa* L.（紫茉莉）
紫萁贯众	Osmundae Rhizoma	*Osmundajaponicus* Thunb.（紫萁）

（刘　芳）